Christine Baeyer

Dein Krebs und Ich

Die Erkrankung aus Sicht der Angehörigen

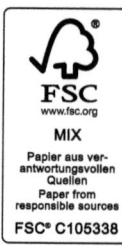

Herstellung und Verlag: BoD – Books on Demand,
Norderstedt
ISBN: 9783750410312

Für die beste Schwester
und den besten Ehemann
der Welt

Dorothee und Frank

Vorwort

Wenn ein nahestehender Mensch an Krebs erkrankt, verändert die Welt ihr Gesicht. Ängste, Sorgen, Unsicherheit, Hilflosigkeit, Wut, Ohnmacht, Trauer – eine Achterbahn der Gefühle zwingt uns zur Mitfahrt. Plötzlich. Ist. Alles. Anders. Wir verlieren den Boden unter den Füßen. Gewohnte Strukturen lösen sich in Nichts auf. Wir möchten weinen, aber wir versuchen zu trösten. Wir wissen nicht wie es weitergehen kann, aber wir versprühen Zuversicht. Wir suchen nach Antworten und Informationen, aber wir haben doch nur Fragen. Wir möchten etwas tun, aber wir können gar nichts machen. Niemand hat uns gefragt, ob wir hier überhaupt mitfahren möchten. Und doch würde uns nicht einfallen, während der Fahrt auszusteigen. Tut man ja auch nicht. Nicht wir sind krank, sondern unser geliebter Mensch, die nahestehende Person, der Mann, Freund, Vater, Bruder, Sohn, die Frau, Freundin, Mutter, Schwester, Tochter… Wir sind ja nur Zuschauer, also bloß kein Selbstmitleid!

Liebe Leserin, lieber Leser, bitte atmen Sie einmal tief durch. Wir ziehen jetzt die Notbremse und finden zunächst heraus, in welche Achterbahn Sie da geraten sind und wohin die Fahrt gehen könnte. Ganz in Ruhe.

Nehmen Sie sich Zeit für die folgenden Seiten. Lesen Sie bewusst und halten Sie immer wieder inne. Reflektieren Sie. Erkennen Sie sich und andere wieder? Finden Sie heraus, was die Krebserkrankung in Ihrer unmittelbaren Umgebung mit Ihnen selbst macht. Wie gehen Sie mit den Veränderungen, den Sorgen und Aufgaben um? Sie mögen an mancher Stelle nicken und denken „Ja, genauso ist es." An anderer Stelle mag sich Widerstand regen, „Nein, das ist bei mir ganz anders." Oder Resignation: „Ist doch alles hoffnungslos. Was in anderen Familien hilfreich sein könnte, ist bei uns nicht möglich."

Dieses Buch kann Ihnen kein Patentrezept anbieten, mit dem Sie die Krebs-Achterbahnfahrt besser überstehen. Krebs ist jedes Mal anders, die Lebens- und Familiensituation ist individuell sehr verschieden, der Umgang mit der Krankheit, aber auch das Miteinander, unterliegen keiner Norm. Es gibt kein definiertes „falsch" und kein eindeutiges „richtig" auf dem Weg durch die Erkrankung, nicht für die Patienten und auch nicht für Sie als Angehörige!

Dieses Buch möchte keine schlechten Gefühle schüren. Vielmehr geht es darum, Ihnen klarzumachen wie wichtig Selbstfürsorge ist. Auch Angehörige haben nämlich eine Gesundheit, auf die sie achten sollten. Auch Angehörige haben Sorgen. Und Schmerzen. Und Ängste. Möglicherweise sogar Depressionen. Angehörige von Krebspatienten sind wichtige Ansprechpartner und Vermittler während der Therapie. Oft hören sie die Frage „Wie geht es deiner/deinem Liebsten? Schlägt die Therapie an? Gibt es Fortschritte?" Sehr selten oder vielleicht nie wird ihnen dagegen die Frage nach ihrem eigenen Befinden gestellt. „Wie kommst du zurecht mit deiner Sorge um ...? Hast du Angst? Können wir dich irgendwie unterstützen?" Schön wär's!

Angehörige müssen also die Anteilnahme einfordern oder die Fürsorge selbst übernehmen. Damit sie nicht zerbrechen an der Krankheit des geliebten Menschen. Damit sie nicht an ihren eigenen Gedanken ersticken. Damit sie mit ihren Kräften haushalten. Damit sie endlich einmal wieder entspannen können. Angehörige sind doppelt belastet und nur sehr selten trauen sie sich, dies wahrzunehmen und einzugestehen.

Ich schreibe dieses Buch auf der Basis eigener Erfahrungen, als Betroffene und auch als Psychoonkologin. Die Beispiele in diesem Buch basieren auf realen Fällen. Namen und Umstände wurden so verändert, dass Niemand wiedererkannt wird. Ich habe dies auch in jenen Fällen getan, in denen mir ausdrücklich die Erlaubnis erteilt wurde, die tatsächlichen Namen zu verwenden. Nur für den Fall, dass sich diese Erlaubnis für die Betroffenen eines Tages vielleicht doch nicht mehr richtig anfühlen mag.

Ich danke allen Menschen, die mich täglich in meiner psychoonkologischen Praxis aufsuchen und mir Einsicht gewähren in ihre Leben und Krisen, in ihre Ängste und Erfolge. Nur durch diese vielen Lebenseinblicke war es mir überhaupt erst möglich, dieses Buch zu schreiben.

Ich möchte auf die Nöte der Angehörigen aufmerksam machen, für deren eigenes stilles Leid sensibilisieren. Dieses Buch richtet sich direkt an die Angehörigen von Krebspatienten. Aber ebenso an deren Freundeskreis und soziales Umfeld. Und natürlich soll dieses Buch auch den Krebsbetroffenen selbst einen Einblick und mehr Verständnis vermitteln. Also, eigentlich ist dieses Buch für alle. Denn jeder kennt jemanden, der jemanden liebt, der Krebs hat. Und es könnte uns alle jeden Tag selbst betreffen. Dieses Buch möchte aufklären und trösten. Und damit gleichzeitig Verständnis wecken für die vielen Menschen hinter den Krebskranken, die stillen Mitleidenden und die großartigen Unterstützerinnen. Vergesst sie nicht!

Liebe Leserinnen und Leser dieses Buches, ich bitte Sie um Nachsicht, dass ich mich hier bewusst gegen das konsequente Gendern des Textes entschieden habe. Manchmal benutze ich die weibliche und manchmal die männliche Form, weil es sich für mich beim Schreiben auf diese Weise leichter und realer anfühlt. Ich hoffe, dass Sie sich dennoch ALLE angesprochen fühlen können. Von Mensch zu Mensch.

Herzlichst, Christine Baeyer

Überforderung – hat viele Gesichter

In einer psychoonkologischen Gesprächsgruppe für Angehörige geht es dieses Mal um Überforderung. Alle Teilnehmenden sollen spontan äußern was ihnen dazu einfällt. Folgende Punkte werden gesammelt:

- Ich bin nicht überfordert. Ich bin ja nicht selbst betroffen, sondern nur Zuschauer.
- Ich verstehe die Krankheit und die ganzen Therapien nicht.
- Ich muss neben meiner Arbeit plötzlich zusätzlich den ganzen Haushalt erledigen.
- Ich kann die pflegerischen Aufgaben nicht erledigen.
- Ich soll immer ahnen, wie mein Partner sich gerade fühlt und was er von mir wünscht.
- Ich brauche auch mal eine Pause.
- Ich will, dass alles wieder so ist wie früher.
- Ich ertrage es nicht, meine Frau mit diesen Entstellungen anzuschauen.
- Ich traue mich nicht zu sagen, dass ich selbst krank bin.
- Ich habe Angst vor dem Krankenhaus.
- Ich bin sicher, dass mein Partner stirbt und weiß nicht wie ich damit umgehen soll.
- Ich habe überhaupt keine Zeit mehr für mich selbst.
- Ich muss meinen Mann jeden Tag motivieren, an seine Genesung zu glauben.

Beim Sammeln dieser unterschiedlichen Äußerungen wird schnell klar, dass fast alle Anwesenden Momente der Überforderung kennen. Jedes Gruppenmitglied berichtet nun über die Krebserkrankung in seiner Familie und die eigene Überforderung, die daraus entstanden ist. Aus der Gruppe heraus gibt es viel Zuspruch und Verständnis. Alle können sich gut vorstellen, wie es den anderen geht. Es wird deutlich, dass es ganz normal ist, in dieser ungewöhnlichen Lebenssituation nicht immer problemlos zu funktionieren, so unterschiedlich die Gründe der Überforderung auch sein mögen. Am Ende dieses Treffens haben die Teilnehmenden eine Telefonliste erstellt, die jedes Gruppenmitglied nun mit nach Hause nimmt. So wollen sie gewährleisten, sich in überforderten Momenten bei den anderen Zuspruch, Rat oder sogar tatkräftige Unterstützung holen zu können.

Beim nächsten Zusammentreffen erkundige ich mich nach den Erfahrungen mit dieser Liste. In einem Fall ist es zu einem sehr hilfreichen Telefonat gekommen. Alle berichten übereinstimmend, dass allein die konkrete Möglichkeit, sich einmal Zuspruch oder Rat holen zu können, ausgereicht habe, die jeweilige Überlastungssituation besser zu überstehen.

Wenn Sie selbst das Gefühl haben, durch die Krebserkrankung einer geliebten Person stark belastet und bisweilen überfordert zu sein, sollten Sie dies ernst nehmen. Es ist völlig normal, dass Menschen in Extremsituationen über sich hinauswachsen können. Genauso üblich sind aber auch Momente der Überforderung. Für Ihre eigene Gesundheit und zum Wohl Ihrer Angehörigen ist es erforderlich, dass Sie auch Ihr eigenes Wohlergehen weiterhin im Blick haben. Eine dauerhafte Stressbelastung kann krank machen und kostet sehr viel Kraft. Wenn Sie also gefühlsmäßig, zeitlich, pflegerisch oder anderweitig überfordert sind, suchen Sie Entlastung. Dies können regelmäßige Gespräche sein, schöne Unternehmungen, entspannende Tätigkeiten oder Sport. Manchmal ist es sinnvoll, tatkräftige Unterstützung zu organisieren. Bitten Sie Freunde und Angehörige um Hilfe bei der Betreuung der Krebskranken. Oder schalten Sie einen Pflegedienst oder eine seelsorgerische Institution ein. Auf keinen Fall aber sollten Sie dauerhaft über Ihre eigenen Grenzen gehen. Nehmen Sie sich in dieser Extremsituation selbst wahr und ernst. Ihr eigenes Wohlergehen ist wichtig!!!

Gesunder Egoismus -
Wie geht es mir eigentlich?

Thea und Martin, etwa Mitte 60, sitzen mir gegenüber. Beide sind sehr angespannt, aus unterschiedlichen Gründen. Thea hat Krebs und befindet sich gerade in einer Chemotherapie-Phase. Sie kommt mit ihrer Erkrankung sehr gut zurecht. Jetzt ist sie angespannt, weil sie hofft, dass Martin in mir eine Gesprächspartnerin finden kann, die ihm ermöglicht, sich einmal losgelöst vom häuslichen Umfeld und mit Zeit und Muße auf sich selbst zu besinnen. Martin ist zunächst auf ausdrücklichen Wunsch seiner Frau hier. Er ist ebenfalls angespannt. Weil er nicht weiß, was eigentlich hier von ihm erwartet wird.

Zunächst bitte ich das sympathische Ehepaar, mir näher zu schildern, wie die Erkrankung in ihr Leben getreten und was seither geschehen ist. Vor drei Monaten wurde bei Thea Eierstockkrebs diagnostiziert. Es folgte eine radikale Operation, die kompliziert war, aber gut verlief. Nun befindet sich Thea in der Chemotherapie. Natürlich ist das eine anstrengende Zeit für sie und sie leidet unter starker Erschöpfung, der sogenannten krebsbedingten Fatigue. Aber Thea ist sehr zuversichtlich, dass die gesamte Krebsbehandlung am Ende erfolgreich und sie vom Krebs geheilt sein wird. Martin hat sich in den letzten Wochen liebevoll um sie gekümmert, ist stets an ihrer Seite und liest ihr jeden Wunsch von den Augen ab. Bisher hat überwiegend Thea gesprochen. Als ich nun Martin die Frage stelle, wie es ihm geht, schaut er mich verständnislos an. „Naja, wie soll es mir gehen? Ich kann halt gar nichts tun. Thea ist die

Kranke. Das kann ich ihr nicht abnehmen." „Ja, das ist sicher schwer auszuhalten." „Wie gesagt, sie ist diejenige, die alles aushalten muss. Ich bin ja nur Zuschauer." Ich bitte nun Martin, mir zu schildern, wie er die Krebskrankheit seiner Frau wahrnimmt. „Thea macht das ganz gut. Sie klagt nicht, obwohl sie doch einiges ertragen muss." „Das ist toll, wie sie das meistert. Sie wirken heute aber auch etwas erschöpft. Wie geht es Ihnen selbst denn eigentlich?" Martin schaut mich bei dieser wiederholten Frage verständnislos an. „Ich weiß nicht recht, was Sie jetzt von mir hören wollen." „Ich habe mich einfach nur erkundigt, wie es Ihnen persönlich geht", sage ich, lasse den Satz im Raum stehen und schaue Martin ermutigend an. Eine ganze Weile schweigt er. Als er das Schweigen wohl nicht mehr aushalten kann, sagt er: „Mir geht es ganz gut, denke ich."

Ich erkläre den beiden, dass es ein sehr übliches Phänomen ist, dass der nicht erkrankte Partner, das Gefühl für sich selbst verliert. Der Krebs ist im täglichen Leben so präsent geworden, die gemeinsame Aufmerksamkeit richtet sich wie selbstverständlich vorrangig auf die Behandlungen und die Befindlichkeiten der erkrankten Person. Dabei nimmt sich der gesunde Partner automatisch zurück. Die Prioritäten sind klar: der Krebs ist das Wichtigste. Meist unbemerkt verliert der angehörige Mensch das Gefühl für sein eigenes Befinden. So scheint es auch bei Martin zu sein, wie ich an seinem verständnislosen Blick auf meine Fragen erkennen kann. Selbst wenn er sich große Mühe gibt, kann er kaum wahrnehmen, wie es in ihm aussieht. Er spürt weder Müdigkeit noch Erschöpfung. Er weiß nicht, ob es ihm eher gut oder eher schlecht geht. Er kann seine Stimmung weder fühlen noch benennen. Thea nickt zu meinen Ausführungen. Offenbar hat sie bereits seit längerem gespürt, dass Martin das Gefühl für sich selbst verliert. Darum wollte sie ja unbedingt dieses Gespräch in meiner Praxis.

Wir reden jetzt eine Weile über die Familiensituation, über die beiden erwachsenen Kinder, über die überwältigende Anteilnahme aus dem Freundeskreis und auch Martin beteiligt sich nun aktiver an der Unterhaltung. Am Ende stelle ich beiden die Frage, ob dieses Gespräch hilfreich war, ob es vielleicht Fragen aufgeworfen hat. Überraschenderweise antwortet Martin als erstes. „Ich habe durch Ihre Worte erst gemerkt, dass ich mich gerade selbst verliere. Sie haben Recht, ich fühle mich selbst überhaupt nicht mehr richtig. Das wäre mir von allein niemals aufgefallen. Und jetzt bin ich doch ein wenig erschrocken. Ich würde gerne noch ein weiteres Gespräch mit Ihnen führen. Vielleicht können Sie mir einige Tipps geben, wie ich mich in dieser schwierigen Zeit am besten verhalten kann, ohne mich selbst ganz aufzugeben."

Tatsächlich kommt Martin danach noch zwei Mal. Wir erarbeiten gemeinsam kleine tägliche Rituale, die ihm helfen, wieder in Kontakt mit sich selbst zu kommen. So geht er nun täglich morgens zum Bäcker und nutzt diese Zeit, um die frische Luft zu atmen, sich sein momentan vorherrschendes Gefühl bewusst zu machen und es zu benennen. Gedanken an Thea und an die Termine und Herausforderungen des bevorstehenden Tages schiebt er dabei ganz bewusst zur Seite. Anfänglich findet er diese Übung überflüssig, aber er ist bereit, sich auf das Experiment einzulassen. Nachdem er gelernt hat, die morgendliche halbe Stunde ganz für sich allein zu nutzen, erzählt er begeistert, dass er plötzlich ein ganz anderes Lebensgefühl habe. Er freue sich geradezu auf den stillen Spaziergang und die ungewohnte Beschäftigung mit der Frage ,wie geht es mir heute?'. In der Folge macht er sich klar, dass es nicht seine Aufgabe sein kann, sich selbst so weit zurückzunehmen, dass er überhaupt nicht mehr spürbar ist. Dass er damit seiner Frau auch gar nicht hilft. Dass das Leben für beide nur weiter geht, wenn sie beide lebendig bleiben. Inzwischen formuliert er auf seinen Spaziergängen jeweils einen persönlichen Wunsch an den Tag. Das können ganz simple Dinge wie der Wunsch nach einem Mittagsschlaf sein. Manchmal nimmt er sich aber auch vor, dass er an diesem Tag mindestens einmal aus vollem Herzen lachen möchte. „Und wissen Sie, was das Beste ist?! Es funktioniert immer!"

Es kommt wirklich oft vor, dass Angehörige von Krebskranken aufhören, sich selbst wahrzunehmen. Sie vermissen dabei zunächst meist gar nichts. Sie konzentrieren sich ganz und gar auf das Befinden und die Stimmungen ihres geliebten Menschen. Ist die Frau heute besonders erschöpft? – Dann lassen wir es ganz ruhig angehen. Hat der Partner heute große Angst vor der nächsten Untersuchung? – Dann halten wir uns an den Händen. Hat die Freundin heute große Schmerzen? – Dann versuchen wir, eine Ablenkung zu finden. Diese Anpassung an das Befinden der erkrankten Person erfolgt ganz automatisch und ist völlig in Ordnung. Ungesund wird es erst, wenn die begleitende Person nur noch ausschließlich durch die Brille des Krebspatienten schaut und vor den eigenen Stimmungen, Gefühlen und Bedürfnissen die Augen verschließt.

Wenn Sie darauf aufmerksam gemacht werden oder es im besten Fall selbst merken, dass Sie Fragen nach Ihrer Befindlichkeit nur noch mit den Schilderungen über den Zustand des nahestehenden Krebspatienten beantworten, sollten Sie innehalten. Beobachten Sie sich einmal eine Weile. Merken Sie eigentlich noch, was Sie gerade fühlen? Spüren Sie eigene Wünsche? Können Sie spontan benennen, wie es Ihnen gerade geht? Wenn Sie Schwierigkeiten haben, den Kontakt zu sich selbst wieder herzustellen, sprechen Sie mit Freunden oder mit psychologisch geschulten Menschen darüber. Suchen Sie den Kontakt zur Natur. Seien Sie kreativ. Widmen Sie sich ihren Hobbies. Lassen Sie nicht zu, dass die miterlebte Krebskrankheit Ihr eigenes Fühlen verdrängt. Sorgen Sie für eine seelische Erfrischungskur.

Lebenshunger – Wenn das Privatleben verschwindet

Ich lerne Anna in der psychoonkologischen Angehörigen-Sprechstunde kennen. Sie ist 34 und ihre Mutter ist an Krebs erkrankt. Anna lebt in einer eigenen Wohnung im elterlichen Haus. Sie hat eine sehr enge Bindung zu ihrer Mutter. Da ist es ganz selbstverständlich, dass sie viel Anteil nimmt an deren Erkrankung. Hinzu kommt, dass Annas Vater beruflich sehr viel reisen muss und mitunter tagelang nicht zuhause sein kann. Wie gut, dass Anna dann immer vor Ort ist. Doch in letzter Zeit ist Anna öfter unzufrieden. Und sie möchte von mir wissen, wie sie mit diesem Dilemma umgehen kann. Ich bitte sie, mir die Krebserkrankung der Mutter und ihren eigenen Anteil an der Begleitung dieser Krankheit zu beschreiben. Und vor allem möchte ich wissen, warum Anna unzufrieden ist.

Ella leidet an einem Krebs der Gallenblase. Sie ist 52 Jahre alt. Die Krebsdiagnose hat sie vor drei Monaten mitten im Leben getroffen. Der Tumor konnte nicht operativ entfernt werden. Es ist bereits zu Bildung von Tochtergeschwülsten (Metastasen) in verschiedenen Regionen des Körpers gekommen. Ella wird zurzeit chemotherapeutisch behandelt. Das dient nicht der Heilung. Jedoch soll dadurch die Lebenszeit verlängert und die Lebensqualität verbessert werden. Die Prognose für ein Weiterleben mit dieser Erkrankung ist sehr schlecht. Ella weiß, dass sie sterben wird und hat das akzeptiert. Für Anna scheint dies noch unmöglich. So haben die Frauen aus unterschiedlichen Gründen das Bedürfnis, so viel Zeit wie möglich miteinander zu verbringen. Seit Ellas Diagnose im Raum steht, sagt Anna grundsätzlich alle privaten Termine ab. Auch ihren Urlaub hat sie storniert. Ihr vierzehntägig regelmäßiges Freundinnentreffen hat sie seit drei Monaten nicht mehr besucht. Ihr Freund befindet sich für ein Jahr in Kanada, sodass sie sich in dieser Hinsicht die Freiheit nehmen kann, in jeder freien Minute für ihre Mutter da zu sein. Auf diese Weise hat sich zuhause ein neuer Alltagsrhythmus etabliert. Aber neuerdings ertappt Anna sich dabei, dass sie unzufrieden ist, weil sie seit geraumer Zeit vollständig auf ihr Privatleben verzichtet. Ihr fehlen die Gespräche und der Spaß mit ihren Freundinnen. Ihr fehlen die Restaurantbesuche mit ihren Kolleginnen. Ihr fehlen die Kinobesuche. Sie ist enttäuscht, weil sie auf ihren Urlaub verzichten musste und eigentlich gar nicht weiß, wann sie überhaupt wieder einen Urlaub planen kann. Die Bildungsreise nach Italien, die sie mit ihrer Mutter zusammen machen wollte, wird wohl auch nicht mehr stattfinden können. Dafür ist ihre Mutter bereits zu geschwächt. Seit Jahren hatten sie gemeinsam von dieser Reise geträumt und in diesem Sommer sollte es endlich soweit sein. Anna fühlt sich betrogen. Sie verspürt eine starke Sehnsucht nach Normalität, nach Ausgelassenheit, Spaß und unbeschwerten Gesprächen. Nun weiß sie gerade gar nicht mehr, wie sie diesen Spagat zwischen der Fürsorge für ihre Mutter und dem Bedürfnis, ihr eigenes Leben zu gestalten, schaffen soll.

Ich verstehe Annas Dilemma. So ergeht es vielen Angehörigen. Wenn ein nahestehender Mensch an Krebs erkrankt, ist es meist   selbstverständlich,   eigene   Pläne   erst   einmal zurückzustellen. In der ersten Phase fällt es den Angehörigen leicht, geplante Vorhaben zunächst zu verschieben und sich auf die besondere Situation der erkrankten Person einzustellen. Doch wenn der Krebs sich eine feste Position im Alltag erobert hat und zur neuen Normalität geworden ist, wird vielen Angehörigen klar, dass sie ihr eigenes Leben vermissen. Sie nehmen einen Verlust von Träumen und Zielen wahr und fühlen, dass davon eine Bedrohung ausgeht. Oder Verzweiflung. Oder Resignation.

Wenn Sie sich in einer solchen Situation wiederfinden, machen Sie sich bitte klar, dass Sie tatsächlich große Opfer bringen und gebracht haben. Dass Verzicht nur für eine bestimmte Zeit geleistet werden kann. Dass es wichtig ist, das eigene Leben, die eigene Normalität und die eigenen Bedürfnisse wieder lebendig zu halten. Es ist keine Schande und es ist auch nicht anrüchig oder verboten, den eigenen Hunger nach Leben zu spüren und zu befriedigen. Es ist in Ordnung, Spaß zu haben. Und es ist außerdem gesund und wichtig. Nehmen Sie, zumindest in Teilen, Ihr altes Leben wieder auf. Schämen Sie sich nicht, wenn Sie unbeschwert sein möchten. Und sorgen Sie dafür, es zumindest für kurze Zeitabschnitte auch wieder zu sein. Das ist gesund für Sie selbst und wichtig für die krebskranke Person in Ihrem Umfeld.

Stark sein müssen - Zwischen Sorge und Selbstfürsorge

Achim, 72 Jahre alt, Vater der 40jährigen Angela, kommt in die psychoonkologische Angehörigen-Sprechstunde. Er ist ein sportlicher, jünger wirkender Mann, der sofort auf den Punkt kommt: „Meine Tochter hat ein Glioblastom (Anm.: Hirntumor mit schlechter Prognose) und ich kann nicht mehr. Seit vier Monaten kümmere ich mich jeden Tag um sie, das war mir immer selbstverständlich. Aber seit einiger Zeit merke ich, dass ich die Situation nicht mehr ertragen kann." „Was ist für Sie das Schlimmste am derzeitigen Zustand?" frage ich. „Ich muss jeden Tag stark sein für Angela, fröhlich sein, alles organisieren, Zuversicht verbreiten, ihre zunehmenden Einschränkungen im Alltag ausgleichen. Das ist ja auch eigentlich selbstverständlich. Schließlich bin ich ihr Vater. Trotzdem fällt mir diese Hilfe zunehmend schwerer. Ich schäme mich sehr, das auszusprechen, aber mir wird das gerade alles zu viel."

Achim berichtet, dass er mit 65 nach einem erfüllten Berufsleben in den Ruhestand ging. Als ehemaliger Unternehmensberater hilft er nun als Mentor jungen Menschen bei der Gründung ihres eigenen Geschäfts. Mit viel Rat und Tat und Engagement steht er Jungunternehmern am Beginn ihrer Laufbahn unterstützend zur Seite. Achim liebt diese Tätigkeit, bei der er seine Expertise noch einmal sinnvoll zur Verfügung stellen kann. So bleibt er „immer am Ball", ohne sich einer täglichen Routine unterwerfen zu müssen. Er kann seine Zeit frei einteilen und immer wieder genießt er kleinere und größere

Wandertouren und Urlaube. Er bezeichnet sich als finanziell unabhängig, seit langer Zeit aus Überzeugung alleinlebend, vielseitig interessiert und lebensfroh. Seine einzige Tochter lebt seit zwölf Jahren nicht mehr bei ihm, sondern in einer eigenen Wohnung zwanzig Kilometer entfernt. Das Verhältnis der beiden war immer entspannt und vertrauensvoll.

Vor zwölf Monaten bekam Angela die Diagnose „Hirntumor". Es war ein Schock. Der positive Lebensfluss war gestört durch dieses böse Wort. Angela berichtete in der ersten Zeit detailliert über Diagnoseverfahren, Therapieoptionen und Prognosen und sie besprachen sich regelmäßig. Vater und Tochter pflegten in dieser Phase einen sehr engen Kontakt, telefonierten häufig und sahen sich mehrmals wöchentlich, und damit häufiger als bisher. Achim übernahm die Informationssuche, recherchierte dabei akribisch und nahm auch Kontakt zur Hirntumorhilfe auf. Die wesentlichen Punkte fasste er zusammen und gab sie an seine Tochter weiter. Diese aktive Unterstützung wurde von Angela sehr begrüßt und half ihm selbst in der Verarbeitung der ersten Fassungslosigkeit.

Nach einer OP folgte bei Angela eine Strahlentherapie. Hatte sie die OP sehr gut verkraftet, so empfand sie die Strahlentherapie als äußerst belastend. Mehrmals wollte sie in dieser Phase die Behandlung abbrechen, doch es gelang Achim jedes Mal in langen Gesprächen, sie zum Weitermachen zu motivieren. Angela veränderte sich in dieser Zeit, wurde ihrem Vater gegenüber zunehmend mürrisch und zog sich immer mehr von ihm zurück. Nun sahen sie sich nur noch einmal im Monat und in den wenigen Telefonaten zwischendurch erfuhr Achim nichts neues. Angela wollte keine Details mehr mit ihm erörtern. Die folgenden Wochen waren sehr schwer für Achim. Die beständige Sorge um seine Tochter bekämpfte er mit einem neuen beruflichen Projekt, für das er die Schirmherrschaft übernahm.

Dann, vor etwa vier Monaten, bekam er einen Anruf aus der Klinik. Angela befand sich dort in stationärer Behandlung, nachdem sie zunehmend unter Lähmungserscheinungen und epileptischen Anfällen gelitten hatte. Die freundliche Ärztin teilte Achim mit, dass seine Tochter mehrmals nach ihm gefragt und nun darum gebeten hatte, man möge ihren Vater informieren, wie es um sie stehe. Achim begab sich sofort in die Klinik und führte lange Gespräche mit seiner Tochter und der behandelnden Ärztin. Die sprach offen aus, dass es erneutes Tumorwachstum gegeben habe, eine OP wegen der Lage des Tumors aber nicht ratsam wäre. Angela lehnte eine weitere Strahlentherapie oder eine Chemotherapie kategorisch ab. Sie wollte so schnell wie möglich nach Hause in ihre Wohnung. Achim versprach ihr und der Ärztin, sich dort engmaschig um seine Tochter zu kümmern. Von nun an reduzierte er seine beruflichen Termine auf ein Minimum und verbrachte täglich Zeit bei seiner Tochter. Er kaufte für sie ein, bekochte sie, wusch ihre Wäsche und erfüllte auch zunehmend pflegerische Aufgaben, wenn Angela wegen ihrer Gleichgewichtsstörungen nicht aufstehen konnte. In dieser Zeit erlitt er einen Hexenschuss, den er mit Schmerzmitteln beantwortete. Schlafstörungen stellten sich ein. Achim hatte immer weniger Appetit und die wenige freie Zeit verbrachte er dösend vor dem Fernseher. Einladungen gutmeinender Freunde schlug er aus. Er hatte einfach keine Lust, einen fröhlichen Abend zu verbringen, während es seiner Tochter so schlecht ging.

Sie redeten über das Sterben. Wieder erfüllte Achim seine gewohnte Rolle, sprach mit der Ärztin und einem Hospiz und verhandelte über die Möglichkeit, Angela dorthin zu verlegen. Doch seine Tochter vertagte die Entscheidung von Woche zu Woche. Sie wurde immer schwächer. Achim ging nur noch zum Schlafen, bzw. Wachliegen nach Hause. Er überraschte Angela mit kleinen Lieblingsleckereien, er wusch sie, er überwachte ihre Medikamenteneinnahme. Er hielt sie zärtlich im Arm und ertrug ihren schluchzenden Kummer. Die epileptischen Anfälle nahmen wieder zu. Es war sehr schwer für Achim, seine Tochter so zu sehen und darauf zu achten, dass sie sich während der Anfälle möglichst nicht verletzen konnte. Er tat alles, was ein Vater tun konnte.

Gestern teilte Angela ihm mit, dass sie keine Besuche ihrer Freundinnen und Freunde mehr wünsche und bat ihn, diese Nachricht weiterzugeben. Und heute ist er hier, in der psycho-onkologischen Sprechstunde für Angehörige und sagt: „Mir wird das gerade alles zu viel. Und ich schäme mich dafür. Sie ist doch die Kranke. Ich muss doch jetzt stark sein."

Wir reden lange und Achims angestaute Anstrengung und Sorgen finden ihren Platz und ihre Würdigung. Achim geht es nach diesem Gespräch besser. „Ich kann die Situation nicht ändern. Meine Tochter wird sterben. Und ich möchte bis zum Schluss für sie da sein. Aber das offene Gespräch über meine Sorgen und Ängste, über meine Erschöpfung und Hilflosigkeit hat mir gutgetan. Ich fühle mich entlastet."

So wie Achim geht es vielen nahen Angehörigen von Krebs-kranken. Krebs ist diese schlimme Krankheit, vor der wir uns alle fürchten. Wen es getroffen hat, verdient unser größtes Mit-gefühl und unsere Unterstützung. Dagegen sind alle eigenen Zipperlein unwichtig. Wie kann man sich über Ärger im Büro, über fehlende Freizeitaktivitäten oder Stress beklagen ange-sichts der so viel größeren Sorgen und Leiden eines geliebten Menschen?! Die nicht erkrankten Angehörigen wollen da sein, Zuversicht und Trost spenden. Und sie wollen nicht gerade jetzt selbst aus nichtigen Gründen schlapp machen. Also wer-den eigene Schmerzen mit Medikamenten bekämpft, eigene Termine abgesagt, eigene Verpflichtungen auf ein Minimum reduziert, eigene Gefühle nicht geäußert. Wichtig ist aber auf jeden Fall, dass Angehörige ihr eigenes Leben und ihre eige-nen Bedürfnisse nicht vernachlässigen.

Die Selbstfürsorge ist durchaus erforderlich und berechtigt. Sie kön-nen nur für andere da sein, wenn Sie selbst Ihre Batterien bestmög-lich aufgeladen haben. Sie haben ein Recht und geradezu eine Ver-pflichtung, Ihr eigenes Leben weiterzuführen. Gehen Sie weiter zum Sport. Treffen Sie sich hin und wieder mit Ihren Freundinnen und Freunden. Lassen Sie die Theaterkarte nicht verfallen. Lachen Sie. Lassen Sie auch Momente der Schwäche zu und sprechen Sie offen über Ihre Gefühle und Gedanken mit ausgewählten nahestehenden Menschen aus Ihrem Freundeskreis oder mit einer Psychoonkologin. Für Sie ist es jetzt wichtig, eigenen Druck abbauen zu können. Um dann an anderer Stelle wieder positiv und zuversichtlich für die ge-liebte Person da zu sein. Lernen Sie ein Entspannungsverfahren. Räumen Sie Ihrem Hobby ein wenig Zeit ein. Pflegen Sie wichtige soziale Kontakte. Ernähren Sie sich gesund. Schlafen Sie regelmäßig.

Wenn Sie die Balance nicht selbst herstellen können, holen Sie sich Hilfe. Bei guten Freunden, beim Hausarzt oder bei professionellen Beratern. Lassen Sie nicht zu, dass Sie unter der Last von Sorge und Anteilnahme zerbrechen. Dazu gehört aber auch, sich offen einzugestehen, wo die eigenen Grenzen sind. Wie lange können Sie die übernommenen Aufgaben kräftemäßig überhaupt aushalten? Wo liegt die Grenze Ihrer emotionalen Belastbarkeit? Seien Sie ehrlich zu sich und zu der geliebten Person. Vielleicht gibt es andere Menschen in ihrem Umfeld, die Sie jetzt unterstützen können. Vielleicht ist professionelle Pflege eine zusätzliche Entlastung. Und möglicherweise ist der Umzug in ein Hospiz in dieser Phase für alle Beteiligten eine Erleichterung. Sowohl für die Menschen am Lebensende als auch für deren Angehörige. Viele berichten dankbar, wie durch einen Hospizaufenthalt das Miteinander von Patientinnen und ihren geliebten Menschen noch einmal eine neue Tiefe und Nähe bei gleichzeitiger Leichtigkeit erfahren durfte. Die Fachkräfte im Hospiz sind besonders geschult für den Umgang mit dieser letzten Lebensphase. Dies ist in der Regel eine große Entlastung für alle Beteiligten. Und wundern Sie sich nicht, wenn im Hospiz oft und besonders gern gelacht wird...

Doppelbelastung –
Ungewohnte Aufgaben übernehmen

Eines Tages lerne ich Ellen kennen. Sie ist die charismatische Chefin eines kleinen Restaurants, in das ich manchmal gehe, um mir eine kurze Auszeit zu gönnen. Heute ist es ein eher ruhiger Abend in diesem Lokal. Die wenigen anderen Gäste sind gerade gegangen und Ellen fragt mich, ob sie sich kurz zu mir setzen dürfe. Sie weiß, dass ich Psychoonkologin bin und möchte mich gerne um Rat fragen. Dann stellt sie eine Flasche meines Lieblingsweins auf den Tisch und ich bin gespannt, was sie wohl auf dem Herzen haben mag.

Ellen erwähnt Sascha, ihren nicht minder charismatischen Lebensgefährten und Partner im Restaurant. Jetzt erst fällt mir auf, dass ich ihn heute gar nicht gesehen habe. Ellen berichtet, dass Sascha in der angrenzenden Privatwohnung im Bett liegt und fest schläft. Es war ein sehr erschöpfender Tag für ihn mit Atemnotanfällen, hohem Fieber und Panikattacken. Ich erfahre, dass Sascha bereits seit geraumer Zeit an einem Lungenkrebsrezidiv erkrankt ist. Während er vor vier Jahren beim ersten Ausbruch der Erkrankung noch alle schulmedizinischen Behandlungsangebote wahrgenommen hatte, will er dieses Mal nichts mehr von Krankenhausaufenthalten wissen. An guten Tagen arbeitet er weiter im Service ihres Restaurants, an schlechten wie diesem hält er sich in der anliegenden Wohnung auf. Ellen schaut dann häufig nach ihm und versucht, ihm jede nur mögliche Erleichterung zu verschaffen. Das Personal weiß Bescheid und unterstützt und entlastet die beiden nach besten Kräften. Und doch bleibt in dieser Situation sehr viel Arbeit an Ellen hängen. Als Küchenchefin erledigt sie ohnehin den gesamten Einkauf für das Restaurant, aber jetzt muss sie zusätzlich die Personalplanung übernehmen, um die sich ihr Lebensgefährte bisher gekümmert hatte. Die technischen Arbeiten am Haus und im Garten kann Sascha seit einiger Zeit ebenfalls nicht mehr allein erledigen. So muss Ellen ihn unterstützen und sich an die ungewohnte Materie herantasten. Kleinere Reparaturen der technischen Geräte hat sie in letzter Zeit schon allein erledigt. Sascha ist außerdem ein talentierter Dekorateur und hat dem Restaurant mit seinem ausgefallenen Blumen- und Tischschmuck immer eine besondere Note gegeben. Inzwischen ist es manchmal so, dass er die Kraft für diese Arbeiten einfach nicht aufbringen kann. Dann übernehmen Ellen und die Mitarbeiter auch diesen Part, aber niemand ist mit dem Ergebnis so richtig zufrieden. Am allerwenigsten Sascha, und der leidet sehr darunter, dass er so wenig mithelfen kann. Ellen berichtet von einer Daueranspannung durch die vielen zusätzlichen Aufgaben, die Sorgen um ihren Partner, die Verantwortung für Restaurant und Personal, die Arbeit an Haus und Garten, den Einkauf, die Bestellungen, die Lieferanten und nicht zuletzt die Selbstverpflichtung, den Gästen stets eine strahlende Gastgeberin zu sein. Auch diese Rolle muss sie zunehmend allein erfüllen. Ich merke, wie viel Druck sich bei Ellen angestaut hat und wie sie selbst erstaunt wirkt, als ihr beim Erzählen klar wird, wie groß die Last der Aufgaben, die sie Tag für Tag trägt, tatsächlich ist. Sie gesteht, dass sie sich bisher gar nicht erlaubt hat, darüber nachzudenken. Als Geschäftsfrau achtet sie sehr darauf, die Gäste nicht spüren zu lassen, dass es bei ihr gerade nicht rund läuft. Sie entschuldigt Saschas Fehlen mit Ausreden und versucht, seine fehlende Präsenz im vorderen Bereich des Restaurants auszugleichen, indem sie sich, wann immer sie kann, zu den Gästen an die Tische begibt und sich nach den Wünschen und dem Befinden erkundigt. „Das Wichtigste ist doch, dass sich alle Gäste wohlfühlen. Die wollen doch nicht hören, welche Sorgen wir haben."

Als unsere Weinflasche langsam zur Neige geht, spricht Ellen auch die Angst vor der Zukunft an. Wie soll sie es schaffen, wenn Sascha vielleicht bald noch mehr Pflege benötigt? Wie wird sie weitermachen können, wenn er eines Tages gar nicht mehr da ist? Das Restaurant ist ihr gemeinsames Projekt, auch finanziell. Wie soll es einmal weitergehen? Ellen fühlt nur ein großes schwarzes Loch voller Fragezeichen, wenn sie an die Zukunft denkt. Ein Leben ohne Sascha – unvorstellbar. Das Restaurant ohne Sascha – unmöglich. In diesem Gespräch erkennt Ellen, dass sie zunächst nur Schritt für Schritt gehen kann. Sie wird sich zu gegebener Zeit Hilfe durch einen Pflegedienst holen und ist jetzt auch bereit, sich den bisher unvorstellbaren Besichtigungsbesuch eines nahegelegenen Hospizes zuzutrauen. Da die tägliche Arbeit im Restaurant und die Sorge um Sascha all ihre Kapazitäten beanspruchen, kann und muss sie sich zunächst nicht zusätzlich um die weitere ungewisse Zukunft sorgen. Gerne nimmt sie mein Angebot an, an Tagen, an denen die Last allzu sehr drückt, ein telefonisches oder persönliches Gespräch mit mir zu führen. Und auf jeden Fall empfindet sie es als Entlastung, dass nun erstmals eine externe Person über die ganze Tragweite der Situation Bescheid weiß. Es beruhigt Ellen sehr, dass sie zu gegebener Zeit auf meinen psychoonkologischen Beistand rechnen kann.

Eine (Krebs-)Erkrankung bringt häufig den Alltag komplett durcheinander. Erkrankte können viele ihrer bisherigen Aufgaben nicht mehr erfüllen. Ihr Platz im Beruf, im Freundeskreis und im Familiensystem verändert sich. Vom Sorgenden wird mancher zum Umsorgten. Vom Ernährer zum Hilfebedürftigen. Von der Problemlöserin zur Problemverursacherin. Der bisherige Platz muss von anderen ausgefüllt werden. Manchmal kommt zunächst nur eine einzige Person in Frage, um die Lücke zu schließen. Das ist eine schwere Bürde. Oft wird erst dann, wenn ein Mensch seine Aufgaben nicht mehr erfüllen kann, klar, mit welcher Leichtigkeit, Selbstverständlichkeit, mit welcher Lautlosigkeit und welcher Kompetenz die Dinge bisher durch sie oder ihn erledigt wurden. Das Leben muss auch dann weitergehen, wenn jemand (vorübergehend) ausfällt. Dies bedeutet für die anderen, ungewohnte Aufgaben zu erfüllen und den ungewohnten Platz einzunehmen. Kein leichtes Unterfangen. Die Krebskranken müssen loslassen. Die Angehörigen müssen annehmen.

Aus (Nächsten-)Liebe übernehmen wir wie selbstverständlich, was getan werden muss. Oft stoßen wir an die Grenzen unserer Belastbarkeit. Nicht nur ungewohnte Rollen fordern uns dabei heraus, sondern auch die Sorgen um unsere Erkrankten ringen uns viel Kraft ab. Dabei ist sehr leicht nachvollziehbar, dass auch die Gesunden nur ein begrenztes Kraftpotenzial haben.

Achten Sie auf Ihre Grenzen. Sie können nicht langfristig und lückenlos das doppelte Pflichtengepäck tragen. Suchen Sie nach Wegen, andere Menschen mit einzubeziehen. Verteilen Sie die bisherigen

Rollen der erkrankten Person auf mehrere Schultern, auf weitere Personen oder Institutionen. Bitten Sie andere um (Mit-)Hilfe. Lösen Sie sich von der Vorstellung, nur Sie allein müssten alle Pflichten erfüllen. Seien Sie kreativ und suchen Sie nach neuen Lösungen.

Ganz besonders wichtig ist es in solch schwierigen Zeiten auch, sich nicht dauerhaft zu überfordern. Erkennen Sie Ihre eigenen Grenzen. Legen Sie Pausen ein. Vernachlässigen Sie Ihr eigenes Leben nicht. Was hat Ihnen bisher Freude und Entspannung gebracht? Lassen Sie diese Dinge nicht einschlafen. Wenn Sie der geliebten erkrankten Person helfen möchten, ist es wichtig, dass Sie stark bleiben. Sie haben nicht nur das Recht, sondern geradezu die Pflicht, eine Pause von der tatkräftigen Hilfe zu nehmen, um sich selbst etwas Gutes zu tun. Gehen Sie schwimmen, spazieren, arbeiten. Lesen Sie, musizieren Sie, fotografieren Sie. Was es auch sei, woraus Sie Ihre Kraft beziehen. Tun Sie es. Gerade jetzt.

Soziale Verluste - Der schmerzhafte Rückzug der Anderen

Eddy und Lena haben Krebs. Genauer gesagt, Lena hat Krebs. Eddy ist eben mitbetroffen. Vom Moment des ersten Verdachts, über die diagnostischen Verfahren bis zur Diagnoseeröffnung ist Eddy immer an Lenas Seite. Sie kennen kein anderes Thema als die Befürchtungen, die Diagnose, den Schock, die erste OP und jetzt seit vier Monaten die harte Therapie. Eddy und Lena leiden gemeinsam. Sie bangen gemeinsam. Sie sind gemeinsam zuversichtlich und auch mal niedergeschlagen. Der Krebs ist bei Eddy und Lena eingezogen und er fordert ihre gesamte Aufmerksamkeit. Eddy und Lena sind inzwischen sehr versiert im Hinblick auf Blutwerte, Nebenwirkungen, Prognosen sowie Vorteile und Risiken verschiedener Therapien. Dabei haben sie sich nach und nach ein neues Vokabular angewöhnt. Sie reden jetzt wie Mediziner. Und sie reden über nichts anderes mehr. Allmählich ziehen sich ihre Freunde und Bekannten zurück, weil sie sich nicht mehr zurecht finden in der Welt von Eddy und Lena. Weil es kein anderes Thema mehr gibt. Weil sie nicht mehr dazugehören.

Eddy und Lena sind durch die Ausnahmesituation enger zusammengerückt. Sie gehen Seite an Seite durch diese Zeit und merken zunächst gar nicht, dass ihre Freunde sich zurückgezogen haben. Es ist ihnen erst einmal egal. Doch nun sitzen Eddy und Lena vor mir und beklagen sich empört, dass auf ihre Freunde einfach kein Verlass sei. Und überhaupt: was sind das für Freunde, die in Krisenzeiten nicht zu uns halten? Warum lädt uns niemand mehr ein? Wir wurden nicht einmal zum Osterfrühstück eingeladen. Auf solche Freunde kann man gut verzichten, sagen sie. Und doch machen sie bei aller Empörung einen tief verletzten Eindruck.

In einem langen Gespräch erörtern wir, welche ihrer Verhaltensweisen eventuell dazu beigetragen haben könnten, dass die Freundinnen und Freunde sich nicht mehr um sie bemühen. Und ganz langsam wandelt sich die Empörung in Bedauern. Eddy und Lena erkennen, dass sie in ihrem Umgang mit der Erkrankung keinen Raum mehr für den Freundeskreis gelassen haben, dass sie eine unsichtbare Mauer um sich errichtet haben, die nun der Freundschaft im Weg steht, dass sie einen erheblichen Anteil dazu beigetragen haben, dass die Freunde sich von ihnen entfernt haben.

Wenn Sie mögen, nehmen Sie das Beispiel von Eddy und Lena als Mahnung und als Impuls für Ihren eigenen Umgang mit Ihrem Freundeskreis. Für eine offene Kommunikation. Für die Bereitschaft, die Freunde teilhaben zu lassen. Für die Erkenntnis, welche Menschen Ihnen so wichtig sind, dass es sich lohnt, sie aktiv einzubeziehen. Aber auch für die Einsicht, dass ein Paar aus zwei individuellen Menschen besteht. Wenn ein Partner die Partnerin durch eine schwere Zeit begleitet, muss das eben nicht automatisch bedeuten, dass er sich ausschließlich darauf konzentrieren sollte. Eine überbetonte Einheit gegen den Rest der Welt, eine sogenannte symbiotische Beziehung, kann sehr schnell toxisch werden. Und dann macht der Krebs gemeinsam einsam.

Mundtot! –
Wenn man nicht darüber reden darf

Auf einer privaten Veranstaltung komme ich ins Gespräch mit einer Familie. Die mittlerweile 70jährigen Eltern, Inge und Wolfgang, sind seit Jahrzehnten Betreiber eines kleinen, sehr erfolgreichen Dienstleistungsbetriebs in der Showbranche. Der Sohn Sören arbeitet für einen ausländischen Arbeitgeber, lebt in China und reist sehr viel durch die ganze Welt. Vor zwei Jahren ist Inge schwer erkrankt. Zunächst weiß man nicht, was ihr eigentlich fehlt und schiebt die zunehmende Schwäche auf ihr Alter. Dann erleidet sie einen Schlaganfall, von dem sie Lähmungen zurückbehält, sodass sie nun auf den Rollstuhl angewiesen ist. Es folgt ein langer Aufenthalt in einer Rehaklinik, mit kleinen Fortschritten und immer wieder unerklärlichen Rückschlägen. Als sie nach Hause entlassen wird, gilt sie als Patientin mit einem untypischen Krankheitsverlauf. Mit anderen Worten: die Fachleute sind einigermaßen ratlos angesichts ihrer diffusen Symptomatik. Fortan versuchen Inge und ihr Mann, mit den körperlichen Einschränkungen zurechtzukommen und weiter ihr Unternehmen zu betreiben. Medizinisch probieren sie vieles aus und nur durch Zufall wird nach etlichen Monaten eine Blutkrebsdiagnose gestellt. Endlich scheint es eine Erklärung für den Gesundheitsverlauf des vergangenen Jahres zu geben. Es folgt eine weitere Odyssee durch Kliniken und Spezialambulanzen. Für Inge bedeutet das weitere zermürbende Untersuchungen und schließlich die Diagnose einer chronischen Leukämie und unerklärlicherweise verschiedenste zusätzliche Krankheitsbilder. Darüber vergeht ein weiteres Jahr und kein Arzt sieht sich in der Lage, eine klare Prognose auszusprechen. Diese lange Zeit mit körperlichen Einschränkungen, Fortschritten und Rückschlägen sowie den verwirrenden, teils widersprüchlichen Arztgesprächen ist für Inge und ihre Familie schwer zu ertragen. Neuerdings wird sie medikamentös behandelt und leidet nun zusätzlich unter unangenehmen Nebenwirkungen. Mir fällt auf, dass Wolfgang und Sören von diesen letzten drei Jahren in einem munteren Ton erzählen und Inge fast gar nichts dazu sagt. Jedoch zuckt sie jedes Mal zusammen, wenn das Wort Krebs fällt. In der kommenden Woche sollen die Blutwerte und damit der Erfolg der Behandlung kontrolliert werden. Alle betonen, dass es dann endlich aufwärts gehen könne, fast so als wollten sie damit den Nachweis der Krankheitsbesserung heraufbeschwören. Die Familie macht auf mich einen ungewöhnlichen Eindruck im Hinblick auf den Umgang mit Inges Erkrankung. Direkte Fragen nach dem Verlauf oder den emotionalen Befindlichkeiten werden ausweichend und unpräzise beantwortet. Gerade so, als würde mit der klaren Benennung die Bedrohung durch die Erkrankung noch zunehmen. Gleichzeitig scheint es für Wolfgang und Sören eine Erleichterung zu sein, mit mir über die Situation zu sprechen. Beim Verabschieden fragen mich die beiden Männer leise, ob sie vielleicht in der kommenden Woche noch einmal zu einem Gespräch in meine Praxis kommen können.

Bei diesem Besuch erfahre ich dann eine Menge Einzelheiten und kann meinen zuvor von der Familie gewonnenen Eindruck besser einordnen: Inge und Wolfgang betreiben ein in der Öffentlichkeit stehendes Dienstleistungsunternehmen. Sie sind in ihrer Branche sehr erfolgreich. Ihre Kunden sind Prominente, die man aus Presse, Funk und Fernsehen kennt. In dieser Welt wird schnell abgeschrieben, wer das Tempo nicht mitgehen und den Glamour nicht mittragen kann. So entscheiden Inge und Wolfgang sehr früh, Inges Erkrankung herunterzuspielen und als vorübergehendes Intermezzo darzustellen. Die öffentlichen Auftritte übernimmt Wolfgang bald allein und Inge hält sich nun eher im Hintergrund. Wolfgang erfüllt ihren Part weitgehend mit und gibt sich nach außen weiterhin strahlend und gesund, so wie es ihre berufliche Welt verlangt. Sören folgt ebenfalls von Anfang an der Bitte, niemandem Einzelheiten über den Gesundheitszustand seiner Mutter zu erzählen. Dieses System der Vertuschung und Verleugnung läuft mit der Zeit bei allen Beteiligten ganz automatisch ab, kostet aber auch zunehmend Kraft. Doch das wird ihnen gar nicht richtig bewusst. Erst durch das private Gespräch mit mir merken die Männer, wie gut es ihnen tut, tatsächlich einmal offen über die Situation zu sprechen. Die Familie ist an einem Punkt angelangt, an dem sich das Blendgerüst einer vorübergehenden gesundheitlichen Schwäche nicht länger aufrechterhalten lässt. Um niemandem zu zeigen, wie schlecht es Inge geht, hat die Familie nach und nach alle sozialen Kontakte abgebrochen. Nach außen spielt Wolfgang seine alte Rolle weiter. Doch im Privaten leben Inge und er mit Krankheit, Nebenwirkungen und Behinderung, einsam und ohne Kontakte zu Freunden. Wolfgang fällt es immer schwerer, sich die Sorge um seine Frau nicht anmerken zu lassen. Er verliert langsam selbst an Kraft, seine Konzentrationsfähigkeit hat nachgelassen, die oft bis in die Nacht dauernden beruflichen Termine fallen ihm immer schwerer. Er wirkt extrem erschöpft, was nicht mit seinen fröhlichen positiven Plaudereien zusammenpasst. Diese Unstimmigkeit hatte ich ja bei dem ersten Gespräch bereits registriert. Sören, der das Schweigegelübde der Familie mitträgt, bringt es auf den Punkt: „Manchmal habe ich das Gefühl, an der Wahrheit über Mutters Gesundheitszustand zu ersticken. Auf jede Frage nach ihr antworte ich automatisch. ‚Es geht ihr super. Sie hatte einige kleine gesundheitliche Probleme, aber ist schon fast wieder hergestellt.' Und alle Leute glauben das!" Er schüttelt ungläubig den Kopf als er dies sagt.

Die Drei haben sich angewöhnt, auch untereinander die Dinge nicht klar zu benennen, gerade so als würde die verdrängte Wahrheit auf diese Weise klein gehalten werden können. Als Wolfgang und Sören jetzt mit mir so offen über alles sprechen können, wird ihnen endlich klar, welchem Druck sie die ganze Zeit ausgesetzt sind. Dieser Druck entlädt sich zunächst in einem Redeschwall der beiden Männer. Es wird ein langes Gespräch. Am Ende sind Vater und Sohn sehr erleichtert, aber auch total erschöpft. Ich rege an, genau abzuwägen, ob das Weiterführen des Unternehmens um diesen Preis der anstrengenden Wahrheitsvertuschung denn wirklich erstrebenswert sei. Könne man mit 70 möglicherweise getrost in den Ruhestand wechseln? Wie lange wolle man denn noch weiter erfolgreich sein? Was sei ihnen denn wirklich wichtig in dieser Situation? Der äußere Schein? Oder die Anerkennung der Wahrheit? Sehr nachdenklich verlassen die beiden Männer meine Praxis.

Bereits einige Wochen später erhalte ich die Einladung zu einer Abschiedsveranstaltung des Unternehmens von Inge und Wolfgang. Presse, Funk und Fernsehen sind zwar nicht anwesend, aber viele prominente Kunden sind gekommen. Auch

Inge zeigt sich an diesem Abend in ihrer ganzen von der Erkrankung gezeichneten Verletzlichkeit. Ich beobachte immer wieder, wie die Gäste sie herzlich in den Arm nehmen, sich für die vielen Jahre der Zusammenarbeit bedanken und ihre Betroffenheit über Inges Erkrankung offen zeigen. Es fließen viele Tränen auf allen Seiten. Und es gibt sehr eindrückliche Bezeugungen von Freundschaft, Dankbarkeit und Anteilnahme.

Der Versuch, die Wahrheit zu verdrängen, ist in der Anfangsphase einer Erkrankung zunächst ein verständlicher Abwehrmechanismus. Das Akzeptieren der Krebserkrankung ist für die meisten Krebspatienten und ihre Angehörigen nicht sofort möglich. Doch wenn die Verleugnung über lange Zeit aufrecht gehalten wird, stellt dies eine zusätzliche kraftzehrende Belastung dar. In solchen Fällen sollte dringend das Gespräch mit einer psychoonkologischen Beratungsstelle, einer Seelsorge oder mit einem Psychotherapeuten gesucht werden. Die Akzeptanz der Erkrankung ist wichtige Voraussetzung für einen guten Umgang mit ihr. Eine realitätsverzerrende Verleugnung kostet sehr viel mehr Kraft, als man zunächst denken mag. Und sie führt in eine zusätzliche Stressbelastung für alle Beteiligten. Für die Krebspatienten führt ein offener Umgang mit der Erkrankung zudem zu einer besseren Anpassung an notwendige Behandlungsmaßnahmen oder mögliche Nebenwirkungen. Dies steigert die subjektiv empfundene Lebensqualität, für alle Beteiligten.

Wenn Sie sich also gezwungen fühlen, die Krankheit in Ihrer Familie nicht benennen zu dürfen, sollten Sie sich sehr ehrlich nach den wahren Gründen dafür fragen. Manchmal ist es der ausdrückliche Wunsch der Erkrankten, nicht über ihren Zustand zu sprechen. Mitunter sind es äußere und wirtschaftliche Zwänge, die zur Entscheidung führen, die Krankheit nicht zu thematisieren. Sehr oft steckt aber auch eine diffuse Angst dahinter, dass mit einem klaren Bekenntnis der Krebs plötzlich eine größere Realität darstellt und mehr Macht bekommt. Möglicherweise geht der Wunsch, die Krankheit Ihrer geliebten Person zu verschweigen auch von Ihnen selbst aus. Und vielleicht beginnt die einmal eingenommene Erzählposition bedrückend zu werden. Bekennen Sie sich zur Realität!

Kinder – die vulnerablen Mitglieder im Familiensystem

Psychologisch betrachtet ist die Familie ein System mit individuellen Schwingungen, einer eigenen Kommunikation und einer einmaligen Geschichte, oft mit besonderen Legenden und Geheimnissen. Wenn sich innerhalb dieses Systems etwas Grundlegendes verändert, betrifft das immer automatisch alle Beteiligten. Dies gilt auch bei einer Krebserkrankung. Wenn ein Familienmitglied erkrankt, verändert sich die atmosphärische Schwingung in der Familie. Dies geschieht auch dann, wenn gar nicht über die Erkrankung gesprochen wird.

Kinder -egal welchen Alters- spüren diese Veränderung im Familiensystem. Und sie reagieren darauf. Mit Verunsicherung. Mit Ängsten. Mit Verhaltensauffälligkeiten. Mit körperlichen Symptomen. Die Reaktionen fallen in verschiedenen Altersgruppen unterschiedlich aus, aber sie sind immer ein Versuch der kindlichen oder jugendlichen Psyche, mit der veränderten Atmosphäre umzugehen und sich zu schützen. Grundsätzlich ist davon auszugehen, dass die ausgelösten Gefühle und Gedanken sehr häufig viel dramatischer sind als die Realität. So neigen Kinder dazu, sich die Schuld an der veränderten Familienatmosphäre zu geben. Sie beobachten, dass Eltern mitten im Satz das Gespräch abbrechen, wenn sie den Raum betreten oder dass ein Elternteil oft weint. Oder dass ein Elternteil häufig abwesend ist und für Unternehmungen, Spiele und Gespräche nicht mehr so zur Verfügung steht wie bisher. In den kleinen Köpfen entstehen dann häufig Erklärungsmodelle, die Angst machen und verunsichern. Vielleicht wollen Mama und Papa sich scheiden lassen. Vielleicht wollen sie mich wegschicken, weil sie mich nicht mehr liebhaben. Bestimmt habe ich die Schuld, dass Mama immer so traurig ist. Sicher liegt es daran, dass ich mich falsch verhalten habe, wenn Papa neuerdings keine Radtouren mehr mit mir unternimmt. So oder ähnlich laufen die kindlichen Reaktionen ab und prägen im schlimmsten Fall den Selbstwert und die Verhaltensmuster dieser jungen Menschen bis ins Erwachsenenalter.

Deshalb raten Fachleute grundsätzlich dazu, die Kinder über die Krebserkrankung in der Familie aufzuklären. Dies geschieht natürlich je nach Alter der Kinder in einer auf das kindliche Denkschema angepassten Weise. Für die Kleinen heißt es dann vielleicht: „Mama ist krank. Die Krankheit heißt Krebs. Die Ärzte helfen ihr jetzt dabei, dass es ihr bald wieder besser geht." Ältere Kinder werden eigene Fragen haben, die ehrlich und undramatisch beantwortet werden sollten. „Der Papa muss jetzt für eine Weile ins Krankenhaus und sich einer anstrengenden Behandlung unterziehen, damit der Krebs aus dem Körper verschwinden kann. Wir dürfen ihn während dieser Zeit leider nicht besuchen, weil sein Immunsystem erst einmal ganz schwach werden wird, bevor es wieder aufgebaut werden kann. Und in dieser Zeit wird er sich in einem speziellen Schutzraum aufhalten, damit möglichst keine Keime in seinen Körper gelangen. Aber wir können ja in dieser Zeit immer wieder kleine Videos aufnehmen, damit er uns sehen kann und ein bisschen Spaß und Abwechslung hat."

Es ist unbedingt ratsam, die Kinder zu einem möglichst frühen Zeitpunkt darüber aufzuklären, dass ein Familienmitglied erkrankt ist. Sobald die Eltern ihren eigenen ersten Schock nach der Diagnose überwunden haben und wieder klarer denken und fühlen können, sollten sie auch die Kinder informieren. Viele Eltern meinen, es sei besser, erst einmal abzuwarten, bis diese oder jene Etappe der Behandlung geschafft ist. Davon ist jedoch abzuraten, denn die Schuldphantasien oder Erklärungsmodelle in den Kinderköpfen entwickeln unterdessen eine Eigendynamik. Sie werden größer und bedrohlicher und sorgen möglicherweise für viel Kummer in den Kinderseelen.

Natürlich möchten Sie Ihre Kinder schützen. In dieser Situation ist Ehrlichkeit der beste Weg. Wenn Sie unsicher sind, in welcher Form Sie das Gespräch mit Ihren Kindern herbeiführen und gestalten können, besprechen Sie sich vorher mit geschulten Fachleuten aus der Kinder- und Jugendpsychotherapie oder der Psychoonkologie. Dort erhalten Sie Tipps und können sich bestmöglich auf das bevorstehende Familiengespräch vorbereiten.

Kommunikation - Nur keine Scheu

Hans sitzt vor mir und schaut mich ratlos an. Er erzählt von seiner an Leukämie erkrankten Frau Beate. Sie sind seit dreißig Jahren verheiratet. Seit einem Jahr ist Beate an Blutkrebs erkrankt. Er möchte gerne von mir wissen, was das eigentlich bedeutet. Ich frage ihn, was er denn schon darüber wisse und wie er sich mit seiner Frau darüber austausche. Schnell wird klar, dass das Ehepaar bisher fast gar nicht über Beates Erkrankung gesprochen hat. „Wissen Sie, es liegt mir nicht so, über Krankheiten zu sprechen. Beate hat mir nur erzählt, dass sie Leukämie hat und dass es sich dabei um Blutkrebs handelt. Sie wird im Universitätsklinikum behandelt. Manchmal habe ich sie dort hingefahren, abgesetzt und wieder abgeholt. Aber ich weiß wirklich nicht, was dort immer gemacht wird. Sie hatte schon eine Chemotherapie, bei der sie alle Haare verloren hat und nun trägt sie immer eine Perücke. Ihr Verhalten hat sich in den letzten Monaten auffallend verändert. Sie ist häufig müde und liegt dann nur auf dem Sofa rum. Sie klagt auch oft über Knochenschmerzen. Sie spielt nicht mehr Tennis und sie will auch nicht mehr mit auf den Golfplatz kommen. So kenne ich sie gar nicht. Ich habe jetzt den Lebensmitteleinkauf übernommen, weil sie es einfach nicht mehr macht und der Kühlschrank ständig leer ist. Sie sagt, ihr sei das Einkaufen zu anstrengend. Können Sie mir sagen, wie lange es dauert, bis sich ihr Zustand wieder normalisiert?"

Diese Worte sind geradezu aus Hans herausgesprudelt. Jetzt schaut er mich ganz traurig an. Im weiteren Gesprächsverlauf wird sehr deutlich, dass zwischen Beate und Hans noch nie offen und intensiv über Gesundheitsthemen und auch generell über Gefühle gesprochen wurde. Bisher gab es auf beiden Seiten immer nur kleinere und harmlose Infekte oder Verletzungen. Dann ging man eben zum Arzt und hat das behandeln lassen. Mit dieser langwierigen Krankheit und mit Beates zunehmender Schwäche und Interesselosigkeit kann Hans nun gar nicht umgehen. Als ich ihn frage, welche Therapien denn jetzt anstehen und was die Ärzte zur Prognose sagen, schüttelt er ratlos den Kopf. Er weiß es nicht. Nun versuche ich zu erfragen, wie das Ehepaar bisher miteinander umgegangen ist. Wo sind Unterschiede? Welche Gemeinsamkeiten gibt es? Wie ist diese dreißigjährige Ehe gelaufen? Was verbindet die Eheleute? Wie kommunizieren sie miteinander? Wie sieht ihr Alltag aus?

Es scheint ein bisschen so, als hätten die beiden ein gut funktionierendes Arrangement gefunden, bei dem es viele sportliche Gemeinsamkeiten gibt. Die beiden Kinder sind aus dem Haus und kommen hin und wieder zu Besuchen. Es gab und gibt keine nennenswerten Streitigkeiten in der Ehe. Beide haben auch eigene Hobbies. Hans geht oft mit seinen Freunden zum Angeln und Beate ist sehr aktiv in einer Gruppe von Frauen, die regelmäßig in Theater und Konzerte gehen. Beide können gut kochen und wechseln sich dabei immer mal ab, wobei Beate vor ihrer Erkrankung den Hauptteil der Küchenarbeiten und des Haushalts übernommen hatte.

Ich frage Hans wie es ihm geht. Hat er Angst um seine Frau? Weiß er wie sie sich zurzeit fühlt? Was sagen die Kinder dazu, dass die Mutter erkrankt ist? Was sagt der Freundeskreis?

„Was Sie alles wissen wollen! Wie soll es mir schon gehen? Ich vermisse den gewohnten Alltag. Ob ich Angst habe?! Nein, eigentlich nicht. Beate ist doch in besten medizinischen Händen. Sie würde mir schon erzählen, wenn es dramatisch wäre. Mit den Kindern wurde noch nie darüber geredet, jedenfalls nicht, wenn ich dabei war. Aber es kann sein, dass Beate sich hin und wieder mit unserer Tochter darüber austauscht. Und ob sie es ihren Theaterfreundinnen erzählt hat, weiß ich wirklich nicht." Wir reden noch eine Weile. Ich stelle viele Fragen und die Antworten bestätigen immer deutlicher, dass zwischen den Eheleuten eine ausgeprägte Sprachlosigkeit herrscht. Ich spreche diesen Eindruck an. „Ich habe noch nie darüber nachgedacht, ob wir zu wenig miteinander reden. Es war eben schon immer so zwischen uns. Aber jetzt, wo Sie mich darauf hinweisen, kommt es mir plötzlich doch ein wenig seltsam vor, dass ich so wenig über Beates Krebs weiß und keine Ahnung habe, wie es ihr geht."

Hans bedankt sich sehr nachdenklich für das Gespräch und verlässt mich mit dem Vorsatz, mit einer geänderten Aufmerksamkeit nach Hause zurückzukehren. Mein Angebot, für weitere Gespräche wieder in die Praxis zu kommen, nimmt er dankend zur Kenntnis, möchte sich aber zunächst nicht festlegen und will sich melden, wenn er erneut Bedarf hat.

Ein halbes Jahr später meldet er sich dann mit tränenunterdrückter Stimme. Beate ist am Morgen im Krankenhaus verstorben. Hans kann es noch gar nicht fassen. Sie sollte doch morgen wieder aus der Klinik kommen. „Ich habe die Lage völlig falsch eingeschätzt. Wir hätten viel früher miteinander reden sollen."

Es geschieht sehr häufig, dass vor dem Hintergrund einer Krebserkrankung bisher unbemerkte Defizite in einer Partnerschaft plötzlich eine Bedeutung bekommen. Und sehr oft ist eine ungenügende Kommunikationskultur die Ursache dafür. Manche Paare gewöhnen sich im Laufe der Jahre an, bestimmte Themen auszuklammern und merken dann lange gar nicht, dass sie aufgehört haben, gegenseitig Anteil zu nehmen. Eine ernste Erkrankung erfordert jedoch einen neuen Umgang miteinander. Dann müssen Kommunikation, gegenseitiges Interesse und Anteilnahme wieder neu gelernt werden. Es ist dann gar nicht so leicht, die alten Muster zu durchbrechen. Doch mit achtsamer Wertschätzung gelingt es den meisten Paaren schließlich sehr gut, sich einander wieder mehr zu öffnen und besser zu verstehen.

Wenn Sie sich in einer festgefahrenen Kommunikationsstruktur befinden, lohnt es sich, die bestehenden Gewohnheiten zu durchbrechen. Erzählen Sie von sich und von Ihren Gefühlen. Lassen Sie die erkrankte Person wissen, wie es Ihnen geht. Teilen Sie, welche Gedanken, Befürchtungen und Hoffnungen Sie haben. Fragen Sie nach, wie es Ihrer Partnerin oder Ihrem Partner geht. Welche Unterstützung wird von Ihnen gewünscht? Welches Verhalten wird von Ihnen erwartet? Sagen Sie aber auch ehrlich, wo Ihre Grenzen sind und wann Sie sich überfordert fühlen. Das ist dann ein guter Moment, um zusammen nach Lösungen zu suchen. Nutzen Sie die besondere Situation in Ihrem gemeinsamen Leben, um sich auf neue Art wieder näher zu kommen. Oftmals ist es so, dass auch die Erkrankten sich eine Veränderung der Kommunikation wünschen. Eine Seite braucht dann nur den Anfang zu machen. Beide Seiten profitieren. Öffnen Sie sich. Und warten Sie nicht ab, bis es zu spät ist.

Ambivalenzen –
Im Wechselbad der Gefühle

Vor mir sitzt die 60jährge Dolly. Ihr Vater ist an Nierenkrebs erkrankt. Momentan ist er bereits seit einigen Wochen im Krankenhaus. Immer wieder gibt es behandlungsbedürftige Nebenwirkungen seines Hauptmedikaments. Seine Nierenfunktion ist stark eingeschränkt, er wird von Tag zu Tag schwächer. Dolly fährt jeden Tag zu ihm. Sie spricht mit ihm und den Ärzten. Sie kümmert sich um Vaters Wäsche und überwacht seine Behandlungserfolge. Manchmal entdeckt sie kleine Fehler und Unachtsamkeiten des völlig überforderten Pflegepersonals. Die Abteilung ist personell chronisch unterbesetzt. Sie erhebt keine Vorwürfe, ist aber überzeugt, dass es notwendig ist, die Dinge ein bisschen im Auge zu behalten. Mehrmals hatte ihr Vater schon wegen starker Schmerzen klingeln müssen, ohne dass jemand kam. Einmal sind ihm sogar falsche Medikamente gereicht worden, welche eigentlich für seinen Zimmernachbarn bestimmt waren. Glücklicherweise war Dolly vor Ort und bemerkte den Fehler rechtzeitig.

Dolly liebt ihren Vater sehr und ist in dieser schweren Zeit immer für ihn da. Sie wünscht sich von Herzen, dass es ihm bald besser gehen möge. Doch leise gesteht sie mir nun, dass dies nur die eine Seite der Medaille ist. Andererseits hat sie ganz widersprüchliche Gefühle und Gedanken. Dann wünscht sie ihm im Stillen, dass er einfach einschlafen möge, bevor er durch die Behandlungen noch weiter abbaut. Insgeheim ist sie davon überzeugt, dass er früher oder später ein Pflegefall wird, was er doch nie gewollt hatte. Sie ertappt sich bei dem Gedanken, die moderne Medizin sei ein Fluch und verlängere unnötigerweise das Leben alter, kranker Menschen. In anderen Momenten denkt sie auch über die Wirkung von Vaters Krebs auf ihr eigenes Leben nach. Sie ist ja noch berufstätig und hat nur begrenzte Freizeit zur Verfügung. Diese verbringt sie natürlich jetzt, so oft es möglich ist, an der Seite des Vaters. Das ist bisweilen sehr anstrengend und kräftezehrend. Ihr Haushalt kommt schon länger zu kurz. Im Freundeskreis macht sie sich rar. Auch ihr Hund muss sich meist mit kürzesten Spaziergängen begnügen. Sie gibt zu, dass sie manchmal auch für sich selbst wünscht, der Vater möge bald erlöst sein. Bisweilen schreckt sie nachts aus dem Schlaf und meint, das Krankenhaus habe angerufen, ihr zu sagen, dass ihr Vater eingeschlafen sei. Wenn sie realisiert, dass sie lediglich geträumt hat, fühlt sie dann sogar einen Stich der Enttäuschung. Oft ist sie auch ausgesprochen wütend auf ihren Vater, weil seine Situation sie zwingt, sich um ihn zu kümmern. Dann findet sie es einfach nur ungerecht, dass ihr eigenes Privatleben völlig zum Erliegen gekommen ist. Es ist ihr sehr unangenehm, mir dies so offen zu erzählen. Aber nun möchte sie von mir wissen, wie sie mit solchen unanständigen Gedanken umgehen soll.

Ich sage ihr zunächst, wie bewundernswert ich es finde, dass sie ihren Vater so liebevoll und intensiv durch seine Krankheit begleitet. Wir führen ein langes Gespräch. Dabei erzähle ich davon, wie andere Angehörige in ähnlichen Situationen zurechtkommen und wie oft sie es auch einfach nicht schaffen, Berufstätigkeit und Angehörigenbetreuung unter einen Hut zu bekommen. Das Resultat ist, dass sie sich entweder vom Job beurlauben lassen müssen oder sich deutlich weniger um die erkrankte Person kümmern können. Es ist für viele liebende Angehörige äußerst erschreckend, wenn sie bemerken, dass sie in manchen Momenten insgeheim wütend auf die erkrankte geliebte Person sind. Sie sind dann wütend, weil auch sie selbst durch diese Krankheit aus ihrer Komfortzone gestoßen werden. Weil nichts mehr so ist, wie es mal war. Weil der erkrankte Mensch seinen gewohnten Part im Zusammenleben nicht mehr übernehmen kann. Weil der geplante Urlaub abgesagt werden muss. Oder einfach nur, weil die oder der andere plötzlich ständig im Mittelpunkt steht. Dies sind aber alles ganz normale Reaktionen und ein ehrliches Abbild der eigenen inneren Zerrissenheit. Die Gefühle sollten wahrgenommen und gewürdigt werden. Vielleicht lässt sich im Einzelfall ein Ventil dafür finden. Gefühle der Ablehnung oder Wut kommen sehr häufig vor. Mitunter ekeln sich Angehörige vor den körperlichen Veränderungen der Patienten. Und sie schämen sich insgeheim dafür. Sie lieben doch diesen Menschen! Wie kann man denn da so reagieren?! Das Entsetzen über die eigenen starken Gefühle wird häufig damit kompensiert, dass die Betroffenen sich noch intensiver um die geliebte Person kümmern. Damit laden sie sich jedoch noch mehr Stress und Belastung auf. Und der Kreislauf beginnt von Neuem.

Dolly ist erstaunt, dass ihre erschreckenden Gefühle ganz normal sind. Im Gespräch erkennt sie langsam selbst, wie hin- und hergerissen sie ist zwischen dem Wunsch, der Vater möge gesunden und wieder ein normales Leben führen können und der Möglichkeit, dass dieser Wunsch nie mehr in Erfüllung gehen könnte. Sie erkennt auch ihre Zerrissenheit zwischen dem Bedürfnis, ihr eigenes Leben zu gestalten und sich

Ruhepausen zu gönnen sowie dem eigenen Anspruch, dem Vater eine gute Begleitung und Unterstützung zu sein. Sie versteht plötzlich, dass viele ihrer Wünsche an etwas festhalten wollen, das aber nicht für immer bestehen kann. Ihr Vater soll gesund sein und leben. Doch er ist alt und sehr krank. Die Verdrängung dieser Tatsache lässt Dollys Wut wachsen. Sie wird das Schicksal nicht aufhalten können, aber sie möchte für ihren Vater da sein. Nun erkennt sie, dass sie ein Ventil für ihre Wut benötigt. Wir überlegen gemeinsam, wie dieses Ventil für sie aussehen könnte. Dolly ist sehr sprachbegabt und wortgewandt. Sie beschließt, ab sofort allabendlich ein Tagebuch zu führen, in das sie alle Ereignisse rund um ihren Vater notiert. Vor allem will sie sich von nun an jeden Abend mit ihren eigenen Gefühlen beschäftigen und diese für ihr Tagebuch formulieren. War ich heute dankbar? Oder war ich ungeduldig? War ich traurig? Oder hoffnungsvoll? Durch die Beschäftigung mit ihren Emotionen will sie diesen einfach Raum und Anerkennung geben, ohne sie zu bewerten und zu verurteilen. Nach einigen Wochen erhalte ich eine Mail von Dolly, die sich noch einmal für das Gespräch bedankt. Ihr Vater kämpfe noch immer mit der Krankheit, aber sie selbst sei durch das Tagebuchschreiben viel ausgeglichener geworden. Das tägliche abendliche Ritual helfe ihr sehr, sich selbst wahrzunehmen und zu sortieren.

Erschreckende Gefühle der Ablehnung, des Widerstands und der Wut sind in Extremsituationen tatsächlich ganz üblich. Die hohe Belastung durch die Sorge um einen nahestehenden Menschen kostet mehr Kraft als zunächst bemerkt und stellt für die eigene Person eine beständig steigende Überforderung dar. Irgendwann regen sich dann Gefühle der Abwehr, um die eigene Persönlichkeit zu schützen. Das ist im Grunde ein gesunder psychischer Prozess.

Wenn Sie solche Regungen bei sich selbst wahrnehmen, sollten Sie umgehend das Gespräch mit einer psycho(onko)logisch ausgebildeten Person suchen. Es ist jetzt wichtig, diese Gefühle zu identifizieren, ihnen Aufmerksamkeit zu schenken und sie dann im innerpsychischen Ablagesystem an der richtigen Stelle unterzubringen. Diese Emotionen sind ja real, sie würden nicht verschwinden, wenn sie lediglich erschrocken verdrängt würden. In der Regel hilft die psychotherapeutische Arbeit mit ungewollten Gefühlen dabei, sich selbst zu sortieren und das Verhältnis zur erkrankten Person zu würdigen, sowie lange verdrängte Konflikte bewusst zu bearbeiten. In jedem Fall wird eine solche Beschäftigung mit den eigenen Gedanken und Gefühlen nach anfänglicher Skepsis als befreiend und bereichernd empfunden. Geben Sie Ihren Gefühlen eine Chance, sich mitzuteilen! Dies kann wie bei Dolly durch das Führen eines Tagebuchs geschehen oder durch künstlerischen Ausdruck, Gespräche oder Sport. Finden Sie es heraus und suchen Sie ihren ganz eigenen Weg.

Hoffnungslos! – Der Spagat zwischen Hoffen und Bangen

Am Telefon spreche ich mit Georg. Er ist Ende 70, verheiratet und hat zwei Söhne. Toni, der Jüngere, hatte vor zehn Jahren Nierenkrebs und hat diesen entgegen allen schlechten Prognosen überlebt. Nun hat es auch Udo erwischt. Tumoren an Augen und im Rachenbereich! Zum Zeitpunkt seines Anrufes wird Georgs Sohn gerade operiert. Die OP, so hatten die Ärzte gesagt, könne wohl bis zu vier Stunden dauern. Nun sind bereits fast sieben Stunden vergangen und Georg und seine Frau haben noch immer nichts gehört. Die Rückfrage bei den Enkelkindern ergab lediglich, die OP dauere noch an.

„Das kann doch nur ein schlechtes Zeichen sein", sagt der verzweifelte Vater gerade. „Ich habe keine Hoffnung mehr. Erst die schlimme Doppeldiagnose, jetzt diese lange Operation. Ich glaube, wir verlieren ihn!" Ich versuche, die väterliche Verzweiflung etwas zu mildern. Es wird noch operiert. Das heißt, es ist kompliziert und zeitaufwändig. Aber das heißt auch: Es gibt eine Chance, dass das operierende Ärzteteam es hinbekommen könnte. „Ja, da haben Sie natürlich recht. Aber dieses Warten tötet von Stunde zu Stunde unsere Zuversicht. Das Schlimmste ist, dass Udo in Norwegen lebt und die Entfernung einfach zu groß für uns ist, um selbst vor Ort zu sein. Wir haben in unserer Familie in den letzten zwei Jahrzehnten schon so viel Krankheit und Leid erfahren. Es ist einfach unerträglich für meine Frau und für mich, hier so tatenlos herumsitzen zu müssen."

Und nun erzählt Georg. Er selbst hatte vor dreißig Jahren einen raumfordernden Krebs, der mit einer großen Operation und einer extrem aggressiven Anschlusstherapie behandelt werden musste. Auch für ihn hatte es damals eigentlich keine Hoffnung mehr gegeben. Jahre später erkrankte seine Frau an einem Tumorleiden, das aber operativ schnell und problemlos geheilt werden konnte. Nicht lange danach wurde beim jüngeren Sohn Toni der Nierenkrebs entdeckt. Es handelte sich um einen sehr schweren und seltenen Verlauf und selbst die Ärzte sind noch immer verwundert, dass Toni heute als sogenannter Langzeitüberlebender gilt. Und jetzt Udo! Georg und seine Frau sind sich sicher, dass das Familienglück gerade überstrapaziert wird und es wohl kaum auch in diesem Fall wieder gut ausgehen wird. „Ich habe so ein Gefühl: Das geht nicht gut! Wir sehen einfach kein Licht am Ende des Tunnels. Es ist schrecklich, so tatenlos abwarten zu müssen, wie das Schicksal entscheidet."

Insgesamt unterhalten wir uns fast eine Stunde lang. Es scheint dem alten Mann Entlastung zu sein, die Familiengeschichte erzählen und seine Zweifel formulieren zu können. Das Telefonat findet ein abruptes Ende, als seine Frau, die auf einer anderen Leitung telefoniert, ihm zuruft „Die Operation ist gut verlaufen. Er ist jetzt auf der Intensivstation. Die Ärzte sind sehr zufrieden." Georg beendet unter Tränen unser Gespräch, um zu seiner Frau zu eilen. Die Erleichterung in seiner Stimme ist fast körperlich spürbar.

Georg und seine Frau nehmen während der folgenden Monate psychoonkologische Begleitung in Anspruch. Der Genesungsweg ihres Sohnes ist lang. Zwar verliert er ein Auge und muss einige kosmetische Korrekturoperationen hinter sich bringen, aber am Ende geht alles gut und die moderne Medizin stellt ihn wieder her. Den Eltern haben die entlastenden psychoonkologischen Gespräche in der von Höhen und Tiefen durchzogenen Zeit sehr geholfen, um ihre eigenen Ängste und ihre anfängliche Hoffnungslosigkeit zu besiegen.

Wenn Sie selbst in einer ähnlichen Situation sind, suchen Sie sich unbedingt kompetente und mitfühlende Gesprächspartner. Niemand muss allein so stark sein, dass er oder sie die Hoffnung und die Zuversicht im Laufe der Begleitung eines schwer erkrankten Menschen immer aufrecht halten kann. Es ist vollkommen normal, dass die eigenen Ängste um den geliebten Menschen auch einmal Oberhand gewinnen und man die Hoffnung zu verlieren droht. Niemand sollte eine solche Situation allein bewältigen. Lassen Sie sich helfen. Sie befinden sich in einer Ausnahmesituation, in der Sie nicht allein sein sollten. Hier mischen sich eigene Ängste mit der Liebe und dem Mitgefühl für die in Gefahr schwebende Person. Dabei handelt es sich um eine der schwersten emotionalen Herausforderungen, der wir Menschen als soziale Wesen ausgesetzt sein können. Wer tatenlos zusehen und abwarten muss, macht eine emotionale Grenzerfahrung. Bitte suchen Sie sich Unterstützung. Sprechen Sie mit anderen Menschen. Bleiben Sie in der Phase des ausgelieferten Wartens nicht allein. Teilen Sie Ihre Sorgen und Ängste.

Und noch eine Anmerkung zur familiären Häufung von Tumorerkrankungen, wie in sie in dieser Familie vorkommen: Ein auffallend häufiges Auftreten von Krebserkrankungen durch verschiedene Generationen einer Familie kann für Onkologen ein wichtiges Indiz sein. In vielen Fällen wird dann durch Gentests nachgewiesen, ob es sich um Zufallshäufungen oder um eine genetische Veranlagung zu

Krebswachstum handelt. Dies kann einerseits für andere Familienmitglieder ein Anlass sein, sich vorsorglich untersuchen zu lassen. Andererseits kann der Nachweis einer familiären Genveränderung wichtige Hinweise bei der Festlegung von Therapien liefern. Die familiäre Häufung von Krebs in einer Familie ist also wichtig für alle Beteiligten und erfordert eine besondere Aufmerksamkeit. Deshalb sprechen Sie mit Ihren Ärztinnen und Ärzten darüber!

Fassungslos! - Der Angst begegnen

Vor mir sitzt Ilka, 35 Jahre, seit 25 Jahren beste Freundin von Nathalie. Gemeinsam sind sie durch dick und dünn gegangen, haben verschiedene Lebensphasen gemeistert und wissen alles voneinander. Seit die beiden Frauen eigene Familien haben, sind auch die Männer und die Kinder befreundet. Sogar manche Urlaube hat man gemeinsam verbracht. Eine Freundschaft, um die sie von vielen beneidet werden.

Und nun sitzt Ilka in der psychoonkologischen Praxis. Sie ist völlig aufgelöst. Ilka hat Angst. Denn Nathalie hat Krebs. Vor drei Wochen erhielt sie die Diagnose. Und seitdem ist nichts mehr wie es war. „Sie ist doch noch viel zu jung. Was wird aus ihrer Tochter? Und ihr Mann kommt alleine gar nicht mit allem zurecht. Sie hat immer ganz gesund gelebt, und jetzt das! Krebs im Kieferknochen! Ausgerechnet Nathalie!" Zunächst bitte ich Ilka, mir etwas mehr über Nathalie und ihre familiäre und berufliche Situation zu erzählen. Und natürlich auch die besondere Freundschaft der beiden Frauen zu beschreiben. Schnell wird uns klar, dass es so viel zu erzählen, zu fragen und zu klären gibt, dass ein einziges Gespräch nicht ausreichen wird. Ilka bittet um kontinuierliche psychoonkologische Betreuung während der Erkrankung ihrer Freundin. „Ich schaffe das nicht allein."

In den folgenden Wochen berichtet Ilka von Mal zu Mal über die gemeinsame Vergangenheit der Frauen, über Nathalies besondere Familiensituation und über die jetzt fortschreitende Krebserkrankung. Eine Entfernung des Tumors steht unmittelbar bevor. Ilka ist verzweifelt, weil Nathalie offenbar keine Bedenken hinsichtlich der Risiken und Folgen dieses Eingriffs hat. Es wurde ihr bereits erklärt, dass sich die Form ihres Gesichts zunächst verändern und es massive Einschränkungen bei der Nahrungsaufnahme geben würde, denn ein Teil des Kieferknochens muss entfernt werden. Zu einem späteren Zeitpunkt soll dies zwar ausgeglichen werden, doch zunächst müsse Nathalie mit vielen Einschränkungen rechnen.

Ich spüre deutlich, dass Ilka voller Angst um ihre Freundin ist. Sie kann sich einfach nicht vorstellen, dass man die in Aussicht gestellten Maßnahmen überleben kann. Immer wieder fragt Ilka, was denn wohl nun aus der 8jährigen Tochter Nathalies werden solle. Gemeinsam trennen wir Schritt für Schritt die Ängste von den Fakten.

Wird Nathalie sterben? – Vermutlich zunächst nicht. Die Ärzte attestieren ihr nämlich eine relativ gute Prognose. Irgendwann wird sie sterben. Vielleicht durch den Krebs. Möglicherweise aus ganz anderen Gründen. Irgendwann werden wir ja alle sterben.

Wird sie sehr leiden müssen? – Ohne Leid wird die Behandlung nicht möglich sein. Nathalie wird mit Sicherheit zumindest vorübergehend entstellt sein, das ist bestimmt schwer auszuhalten. Doch mit einigem zeitlichen Abstand soll ihr Aussehen wieder hergestellt werden. Es wird sich also um eine begrenzte Phase handeln. Auf die OP werden Schmerzen, weitere strahlentherapeutische Maßnahmen und Nebenwirkungen folgen, die aber medikamentös gut zu kontrollieren sind. Vor allem wird es für längere Zeit erhebliche Probleme mit der Nahrungsaufnahme geben, sodass zu diesem Zweck vorübergehend ein künstlicher Zugang gelegt wird. Die Behandlung soll das Krebsgeschehen stoppen und Nathalies Überleben sichern. Dafür wird sie eine Zeitlang Einschränkungen ertragen müssen. Nathalie wird auch sichtbare Narben behalten. Die plastische Chirurgie ist aber durchaus in der Lage, optisch sehr überzeugende Ergebnisse zu erzielen. Möglicherweise wird die Dankbarkeit über eine besiegte Krebserkrankung stärker sein als der Kummer über kleine sichtbare Narben.

Je mehr wir Ilkas Ängsten klare fachliche Informationen gegenüberstellen, desto ruhiger wird sie. Sie ist nun jeden Tag bei ihrer Freundin, kümmert sich um die Organisation einer Haushaltshilfe und betreut die Tochter. Sie berichtet, dass ihre Ängste immer weniger werden, je mehr sie vor Ort ist und mit Rat und Tat helfen kann. Die Behandlung schreitet während der folgenden Monate in verschiedenen Stufen wie geplant und mit gutem Ergebnis voran. Ilka wird eines Tages klar, dass die Angst, die Freundin zu verlieren, verschwunden ist und einer Dankbarkeit, Nathalie so nahe zu stehen, Platz gemacht hat. Die Freundinnen sind in dieser schweren Zeit noch mehr zusammengewachsen. Auch berichtet Ilka, dass es ihr sehr geholfen hat, ganz konkrete Unterstützung leisten zu können und somit nicht hilflos zusehen zu müssen, was mit ihrer Freundin geschah.

Angst ist ein stets präsenter Begleiter von Krebserkrankungen. Das gilt sowohl für die Betroffenen als auch für ihnen nahestehende Menschen. Häufige Ängste gelten dem Tod, bevorstehendem Leid mit unkontrollierbaren Schmerzen und körperlichen Einschränkungen sowie Veränderungen von Beziehungen und Lebensbedingungen. Angehörige haben auch häufig Angst, es nicht aushalten zu können, die nahestehende Person leiden zu sehen. Es gibt die Angst vor der eigenen Schwäche angesichts des Leids des geliebten Menschen. Es gibt Angst vor ungewissen Veränderungen im Alltag. Verbreitet ist auch die Angst vor dem Krankenhaus. Angst ist eine verständliche Reaktion auf die Diagnose und den Krankheitsverlauf.

Gegen Angst hilft es auf jeden Fall, gut informiert zu sein. Wer genau weiß, mit welchen Aus- und Nebenwirkungen der spezifischen Krebsdiagnose zu rechnen ist, muss sich keine Schreckensszenarien ausdenken. Die behandelnden Ärzte werden den Patientinnen und ihren Angehörigen in der Regel alle Fragen gerne beantworten. Für weitere Informationsbeschaffung sind die Krebsberatungsstellen der Deutschen Krebsgesellschaft, der Krebsinformationsdienst und die Deutsche Krebshilfe zu nennen. Auch Selbsthilfegruppen können oft sehr nützliche Informationen beisteuern.

Bei starken Ängsten ist es übrigens hilfreich, ein Entspannungsverfahren zu erlernen und regelmäßig anzuwenden. Angst und Entspannung schließen einander nämlich aus. Man kann einfach nicht gleichzeitig entspannt und voller Angst sein.

Angst ist von Natur aus eine automatische Schutzreaktion auf reale oder erwartete bedrohliche Situationen. Das ist durchaus sinnvoll, denn Angst lässt uns zunächst aufmerksam und vorsichtig werden. In der Regel vergeht sie von selbst. Nur dann, wenn sich die Angst permanent in uns einnistet, also chronisch wird und uns daran hindert, unser Leben zu genießen, wird es Zeit, sie schleunigst wieder loszuwerden. Angst hat viele Gesichter. Sie kann still und unbemerkt in uns wohnen. Sie kann uns lähmen und all unsere Gedanken beherrschen. Angst kann sogar zu Panikattacken führen, bei denen unsere Atmung verrücktspielt, die Brust eng wird und wir kurzzeitig vollständig handlungsunfähig sind.

Manche Ängste richten sich auf konkrete Situationen, andere sind diffus und einfach immer da. Man weiß nie, wann sie zuschlagen. Permanente Angst -sogenannte Angststörungen- stellen für den Menschen eine große chronische Stressbelastung dar. Chronischer Stress sorgt für überhöhte Ausschüttung von Stresshormonen über einen langen Zeitraum. Während die Stresshormone in einer akuten gefährlichen Situation den Körper in die Lage versetzen, schnell und angemessen auf die Gefahr zu reagieren, erschöpft eine dauerhafte Befeuerung durch Stresshormone sogar das Immunsystem und kann damit unsere Anfälligkeit für Erkrankungen verschiedenster Art erhöhen.

Bei Krebserkrankten und auch bei Angehörigen sind Ängste sehr häufig und vollkommen nachvollziehbar. Erst wenn diese Ängste sich manifestieren und ein gewisses Eigenleben entwickeln, wird es Zeit, etwas dagegen zu tun. Nur keine falsche Scham! Angst weist den Weg. Wer unter großer Angst leidet, sollte beginnen, ihr tatkräftig zu begegnen. Erstarren Sie nicht. Gehen Sie der Angst entgegen. Werden Sie aktiv. Niemand muss sich für seine Angst schämen. Sie ist eine natürliche Reaktion auf eine bedrohliche Situation. Doch es gibt Wege aus der Angst. Nehmen Sie der Angst ihr Futter und werden Sie aktiv, informieren Sie sich gut und entspannen Sie sich regelmäßig. Wenn Sie Ihre Angst dennoch nicht ausreichend in den Griff bekommen, scheuen Sie sich nicht, professionelle Hilfe in Anspruch zu nehmen.

Zurückweisung –
Wenn Hilfe nicht angenommen wird

Mein Kollege Nico ruft mich an und bittet um ein Gespräch. Nico ist zwar selbst Psychoonkologe, aber in diesem Fall sucht er in einer persönlichen Angelegenheit meinen Rat. Sein Onkel Leonardo ist an Prostatakrebs erkrankt.

Nico und sein Onkel haben seit Jahren ein angespanntes Verhältnis zueinander. Von seinen Eltern hat Nico kürzlich erfahren, dass Leonardo erkrankt ist und offenbar große Schwierigkeiten hat, seine Erkrankung anzunehmen und sich ihr zu stellen.

Nico konnte seinem Onkel über seine Kontakte einen angesehenen Spezialisten vermitteln. Leonardo scheint sich dort auch gut versorgt zu fühlen. Jedoch hat er sich noch nicht einmal persönlich bei Nico gemeldet, um sich zu bedanken. Die Kommunikation läuft nie direkt zwischen dem Onkel und seinem Neffen, sondern immer nur über Nicos Eltern. Mein Kollege räumt ein, dass ihn dies sehr kränkt.

Da ihm immer wieder erzählt wird, wie schlecht es der Psyche seines Onkels geht, hat Nico verschiedentlich ausrichten lassen, dass er gerne für ein psychoonkologisches Gespräch zur Verfügung steht oder zumindest eine Kollegin oder einen Kollegen empfehlen kann. Schließlich ist dies sein Beruf!

Doch diese Angebote werden nie beantwortet und Nico fühlt sich trotz seiner fachlichen Kompetenz zurückgewiesen. Nun steht eine Feier im Kreise der Familie bevor, zu der beide Männer eingeladen sind. Nico möchte mit mir klären, wie er den Onkel am besten von der Sinnhaftigkeit einer psychoonkologischen Begleitung überzeugen kann.

Wir reden eine ganze Weile und ich bitte Nico, im Gespräch einmal die Rolle seines Onkels zu übernehmen und sich in ihn hinein zu versetzen. Dabei wird schnell klar, dass die geballte berufliche Kompetenz des Neffen dem Onkel möglicherweise zu viel ist. Vielleicht empfindet er Nicos Empfehlungen als übergriffig. Oder er möchte die Erörterung seiner Erkrankung einfach aus der Familie heraushalten. Es mag auch sein, dass er sich bloßgestellt fühlt. Es kann unzählige Gründe dafür geben, dass Leonardo nicht mit Nico über seine Krankheit sprechen möchte.

Nico hilft unser Gespräch dabei, wieder etwas Distanz aufzubauen. Natürlich weiß er, dass es allein die Entscheidung des Onkels sein darf, welche Menschen er in dieser schwierigen Lebensphase ins Vertrauen zieht. Obwohl Nico sich zunächst persönlich zurückgewiesen fühlte, ist er nun bereit, die Entscheidungen ganz allein seinem Onkel zu überlassen und sich nicht länger mit Hilfsangeboten aufzudrängen. Leonardo kennt den Beruf seines Neffen und dessen Hilfsangebote und kann sich jederzeit bei Nico melden. Diese Klärung hilft meinem Kollegen sehr, Leonardos Verhalten nicht persönlich zu nehmen und zu würdigen, dass die Entscheidungen seines Onkels dessen Privatsache sind.

Angehörige haben oft das Gefühl, der oder die Kranke sei ihnen ganz fremd geworden und es besteht der dringende Wunsch, auf die Reise durch die Krebserkrankung mitgenommen zu werden. Selbst Lebenspartner sind sich zwar im Alltag nah, doch wird häufig eine gewisse Distanz wahrgenommen. Man ist gemeinsam einsam.

Sollten Sie sich in einer ähnlichen Situation befinden, sollten Sie sich ausgegrenzt und abgelehnt fühlen, dann versuchen Sie sich zunächst klar zu machen, dass eine Krebserkrankung ein sehr tiefer Einschnitt in das Leben eines Menschen darstellt. Wir alle haben unterschiedliche Bewältigungsstrategien für den Umgang mit Lebenskrisen. Manche Menschen suchen dann das Gespräch mit Familie, Freunden, Bekannten und Fachleuten. Es hilft ihnen dabei, sich selbst zu klären und herauszufinden, was für sie in ihrer Situation das jeweils beste Vorgehen ist. Andere dagegen sprechen nur mit einem oder wenigen anderen Menschen, weil sie ihre Erkrankung als etwas sehr Persönliches, Intimes empfinden. Nur zu wenigen Menschen haben sie das notwendige Vertrauen, um sich darüber auszutauschen. In Einzelfällen kommt es sogar vor, dass Erkrankte ihre Situation ausschließlich mit den Fachleuten erörtern. Und bisweilen gibt es auch Betroffene, die sich einer Auseinandersetzung mit Außenstehenden vollständig entziehen. Mitunter gestehen sie sich in solchen Fällen nicht einmal selbst zu, sich mit ihrer Krankheit und Situation im Stillen auseinanderzusetzen. Dies sind zwar eher seltene Fälle, doch so verschieden wir Menschen sind, so unterschiedlich sind eben auch unsere Krisenreaktionen.

Wenn Sie selbst unter der Zurückweisung angesichts Ihrer gut gemeinten Hilfs- und Gesprächsangebote leiden, suchen Sie

Unterstützung in einer psychoonkologischen Beratungsstelle und lassen Sie sich helfen, die angemessene Einstellung zur Zurückweisung Ihrer Hilfsangebote zu finden. Jeder Mensch hat das Recht, darüber zu bestimmen, woher und wann er oder sie Hilfe und Zuwendung beziehen möchte. Für kranke Personen gilt dies in ganz besonderem Maße.

Nicht schon wieder! – Wenn frühere Erfahrungen zu Vermeidungsverhalten führen

Namir ist ein junger Mann mit Hodenkrebs. Er ruft mich an und fragt, inwieweit seine Erkrankung eine zu große Belastung für seine Lebensgefährtin darstellen könne. Wie solle man sich am besten verhalten? Hier scheint echte Unsicherheit zu herrschen und ich lade Namir zu einem Gespräch in meine Praxis ein.

Eine Woche später sitzt mir ein sympathischer 32jähriger Mann gegenüber. Er wirkt sehr reflektiert, humorvoll und offen. Sein Hauptgedanke gilt nicht seiner eigenen Erkrankung, sondern er sorgt sich um seine Lebensgefährtin Alina. Die promovierte Geologin, mit der der Optikermeister seit drei Jahren zusammenlebt, scheint mehr an seiner Erkrankung zu leiden als er selbst. Sie habe sich sehr zurückgezogen und wehre Gespräche über seinen Gesundheitszustand, die notwendigen Behandlungen und die gemeinsame Zukunft ab. Vor allem habe sie es bisher vermieden, ihn zu den Arztgesprächen zu begleiten. Dabei waren es stets berufliche Gründe, die Alina daran hinderten, ihren Freund ins Krankenhaus zu begleiten. Als er nach der OP eine Woche stationär in der Klinik bleiben musste, habe sie es auch nur ein einziges Mal geschafft, ihn dort zu besuchen. Bei diesem Besuch sei sie sehr einsilbig gewesen und habe sich auch sehr schnell wieder verabschiedet. Namir sprach sie bald danach darauf an und fragte, ob seine

Krankheit sie sehr belaste und etwas an ihren Gefühlen ihm gegenüber geändert habe. Alina öffnete sich bei diesem Gespräch ein wenig und gestand ihrem Lebensgefährten, dass sie seit seiner Diagnose ständig an ihren Vater erinnert würde. Der war vor fünf Jahren an den Folgen eines Schlaganfalls gestorben. Alina hatte in jener Phase sehr viel Zeit voller Hoffnung am Krankenbett ihres Vaters verbracht, nur um am Ende erleben zu müssen, wie er ihr immer mehr entglitt und schließlich doch an den schweren Folgen des Schlaganfalls starb. Als Alina damals das Krankenhaus ein letztes Mal verließ, schwor sie sich, nie wieder zurückzukehren. Sie entschuldigte sich bei Namir und versprach, ihn nun bei seiner ambulanten Therapie besser zu unterstützen.

Doch Namir sitzt jetzt in meiner Praxis, weil er deutlich spürt, dass Alina sich verändert hat. Er ist ratlos, sorgt sich um seine Partnerin und fühlt sich ein bisschen schuldig, weil er ja die Ursache für ihren Kummer ist. Allerdings, so gesteht er im Laufe des Gesprächs, würde er sich tatsächlich ihre enge Begleitung, ihre Fürsorge und ihren Zuspruch in dieser schwierigen Zeit sehr wünschen. Mein Angebot, Alina für ein Gespräch zur Verfügung zu stehen, um ihre Ängste und Erinnerungen zu besprechen und zu sortieren, will Namir gerne weitergeben. Allerdings weist er im gleichen Atemzug darauf hin, dass er es für äußerst unwahrscheinlich hält, dass seine Freundin sich zu einem Besuch bei mir durchringen wird. Leider sollte er Recht behalten.

Es kommt durchaus vor, dass die Erkrankung eines nahestehenden Menschen eigene alte Erinnerungen, Ängste oder gar

Depressionen reaktiviert. In diesem Fall ist es für die Betroffenen sehr schwer, unvoreingenommen mit ihren krebserkrankten Angehörigen umzugehen. Deren Erkrankung erinnert sie an etwas Vergangenes, meist sehr Belastendes, welches sie bisher erfolgreich verdrängen konnten. Oft werden sie mit Emotionen konfrontiert, die sie vergessen geglaubt hatten. Dies kann so weit gehen, dass sie sich mehr oder weniger zurückziehen, dass sie erstarren und dass sie den nahestehenden Kranken unbewusst einen Vorwurf machen, weil sie sich durch deren „Schuld" in einer nicht gewollten Situation befinden. Manche Menschen verdrängen die aktuelle Problematik so stark, dass sie in eine gewisse Erstarrung fallen und warten, bis die Erkrankung vorüber ist und ihr „normales" Leben wieder aufgenommen werden kann. Natürlich ist ihnen in einem solchen Fall eine fürsorgliche und empathische Unterstützung der erkrankten Person gar nicht möglich.

Wenn Sie selbst sich in diesem Dilemma befinden und die Erkrankung eines geliebten Menschen Sie in dieser Weise aus der Bahn wirft, sollten Sie unbedingt das ehrliche Gespräch suchen. Erklären Sie der kranken Person, warum Sie sich gerade zurückziehen. Die Wahrheit zu kennen ist für die oder den anderen besser zu ertragen als die Gedankenspirale, die sich andernfalls in Bewegung setzen würde. Wenn es Ihnen darüber hinaus gelingt, über Ihren Schatten zu springen und Ihre eigene Thematik mit einem geschulten Psychologen oder Berater zu klären, helfen Sie nicht nur Ihrem nahestehenden erkrankten Menschen, sondern vor allem auch sich selbst. Verdrängte Gefühle, Ängste, Depressionen belasten Ihr eigenes Leben und sollten irgendwann abschließend geklärt werden, damit Sie befreit weiterleben können. Jetzt wäre ein guter Zeitpunkt dafür!

Narzisstische Kränkung –
Dein Krebs ist meine Strafe!

Ich kenne Helene und ihren deutlich älteren Mann Siegbert schon lange. Sie sind seit elf Jahren verheiratet und gelten in ihrem Freundeskreis als Vorzeige-Ehepaar. Beide sind sehr gutaussehend, charismatisch, erfolgreich und gesellig. Sie sind stets gut gelaunt und gut gekleidet und sie ziehen sofort alle Blicke auf sich, wenn sie einen Raum betreten. Man sucht ihre Nähe und genießt ihren Witz, ihre Weltgewandtheit und ihre Herzlichkeit. Hier haben sich wirklich zwei Menschen gesucht und gefunden. Helene und Siegbert gehören einfach zusammen.

Jetzt ist Helene an Bauchspeicheldrüsenkrebs erkrankt. Sie ist noch nicht einmal vierzig. Vor vierzehn Jahren starb Siegberts erste Frau an Blasenkrebs. Er schildert dies als schweren Schicksalsschlag in seinem Leben. Bald darauf lernte er Helene kennen und machte ihr einen Heiratsantrag. Seitdem kennt man die beiden als fröhliches, gesundes und erfolgreiches Paar.

Ich treffe Siegbert zufällig im Krankenhausflur. Er begleitet heute Helene zu diversen Untersuchungen. Ich erschrecke bei seinem Anblick. Siegbert wirkt ungepflegt und eingefallen. Nach der Begrüßung beschließen wir, gemeinsam einen Kaffee in der Cafeteria der Klinik zu trinken. Ich habe bereits von Helenes Erkrankung gehört und nutze die Gelegenheit, mich nach dem Stand der Dinge zu erkundigen. Natürlich möchte ich auch wissen, wie es Siegbert geht. Der berichtet kurz und knapp von Helenes Diagnose, nennt die Namen der involvierten Ärztinnen und Ärzte, erwähnt die heute anstehenden diagnostischen Maßnahmen und meint, Helene ginge es noch gut. Die Diagnose sei ja noch frisch. Die Behandlungen stünden noch bevor. Man wisse ja, was das bedeute. Siegberts Ton erscheint mir sehr fremd, seine Gesichtszüge verhärtet. Ist dies nur der Schock der Diagnose? Zeigt er lediglich die Sorge um seine Frau? Oder steckt etwas anderes dahinter? Ich frage ihn, wie es ihm geht angesichts der Erkrankung seiner Frau. Er schaut mich mit großen Augen an: „Schlecht geht es mir. Es war doch alles so schön. Ich finde das total ungerecht. Warum passiert mir das zum zweiten Mal?" Tatsächlich scheint dieser Punkt seine größte Sorge zu sein. In der nächsten halben Stunde kreist er nur um dieses Thema. Er habe schon einmal eine Frau an den Krebs verloren! Was habe er denn verbrochen, dass er nun schon wieder gestraft würde? Er suche sich eben immer die falschen Partnerinnen aus. Offenbar scheint er es als persönliche Beleidigung zu empfinden, dass Helene erkrankt ist. Es handele sich möglicherweise um eine erbliche Variante des Bauchspeicheldrüsenkrebses, das hätte man mal vorher wissen sollen…

Insgesamt spricht aus Siegberts Worten wenig Anteilnahme für Helene. Manchmal klingt es so, als sei für ihn bereits klar, dass sie diese Erkrankung nicht überleben werde. Siegberts Worte verwundern mich zutiefst. Der Mann, der nun vor mir sitzt, scheint so gar nichts mit dem glamourösen und liebevollen Menschen zu tun zu haben, als den ich ihn kennengelernt habe. Stattdessen spreche ich mit einem offenbar zutiefst verbitterten Mann. Die Erkrankung seiner Frau ist für ihn in erster (und einziger?) Linie eine persönliche Beleidigung. Ein Schicksalsschlag, der ihn zum zweiten Mal im Leben trifft. Alles Liebevolle ist aus seiner Rede verschwunden, wenn er von Helene und ihrem Krebs spricht. Dieser Wandel beschäftigt mich noch auf dem Weg nach Hause. Wie konnte es dazu kommen?

In den folgenden Monaten besuche ich Helene hin und wieder, immer wenn sie sich wieder stationär im Krankenhaus befindet. Siegbert treffe ich dort nicht mehr. Von Helene erfahre ich, dass er keine große Hilfe während der Therapien war und ist. Ihr Mann hat sich deutlich von ihr entfernt und lässt sie mit der Krankheitsbewältigung allein zurechtkommen. Stattdessen nutzt er ihre Krankenhausaufenthalte für kurze Segeltrips. Schließlich müsse er ja auch mal an sich denken. Helene gesteht mir, dass es sie sehr verletzt, wie ihr Mann ihre eigene Erkrankung einsetzt, um sich im Bekanntenkreis als armes Opfer darzustellen.

Doch auch wenn Siegbert ihren Krebs von Anfang an als tödlich dargestellt hat, Helene überlebt ihre Erkrankung. Ein Jahr später höre ich, dass das Ehepaar sich getrennt hat.

Es kommt vor, dass Angehörige von Krebskranken die Erkrankung ihres geliebten Menschen als persönliche Strafe empfinden. Man erkennt das an ihren Formulierungen und ihrem Verhalten. Aus Gründen, die meist in der Lebensgeschichte und der grundlegenden Persönlichkeitsstruktur dieser Menschen zu finden sind, beziehen sie das Auftreten einer Krebserkrankung in der Partnerschaft einzig und allein auf sich selbst. Wenn sich dieser Selbstbezug nicht nach einer gewissen

Phase wieder legt, weist das ganz sicher auf innerpsychische Konflikte oder auf behandlungsbedürftige Persönlichkeitsanteile, möglicherweise eine sogenannte narzisstische Kränkung, hin.

Sollten Sie bei sich selbst diese Tendenz entdecken, fragen Sie sich bitte ehrlich, was der wahre Grund dafür sein kann, dass Sie so wütend auf die krebskranke Person in Ihrem Leben sind. Was mag dahinterstehen, dass Sie deren Krebs so persönlich nehmen? Scheuen Sie sich nicht, bei der Erkundung dieser Frage professionelle Hilfe in Anspruch zu nehmen. Dann kann die Krebserkrankung in ihrer Umgebung für Sie persönlich zu einer echten Gelegenheit werden, zu einer ausgeglicheneren Persönlichkeitsstruktur zu finden. So wird die Krise in Ihrem Leben zu einer Chance. Es lohnt sich.

Konventionen über Bord –
Gemeinsam eine neue Basis schaffen

Manfred und Nicole Ahlers kommen zusammen in die psychoonkologische Praxis. Sie haben keine Probleme mit Nicoles Brustkrebserkrankung. Ganz im Gegenteil, sie hat ihrer dreißigjährigen Ehe zu neuer Intensität verholfen. Mir ist nicht ganz klar, warum sie mich aufgesucht haben. Daher lasse ich sie zunächst einfach reden. Im Wechsel erzählen sie ihre Geschichte:

Vor dreißig Jahren heiraten sie aus Liebe. Sie bauen gemeinsam einen Handwerksbetrieb auf. Manfred ist Elektrikermeister, Nicole hat eine Büroausbildung absolviert, die idealen Voraussetzungen, um sich selbstständig zu machen. Bald kommen auch zwei Kinder, erst ein Junge und achtzehn Monate später ein Mädchen. Die ersten geschäftlichen Erfolge verbessern die finanzielle Situation. Nicole und Manfred bauen ein Haus für die Familie. Nicole kümmert sich überwiegend um die Kindererziehung und erledigt die Büroarbeiten, wenn der Nachwuchs im Bett ist. Manfred baut seine Kontakte in der Baubranche aus, die Aufträge nehmen zu, die Firma wächst beständig, Mitarbeiter werden eingestellt, ein Fuhrpark wird angeschafft. So gehen die Jahre ins Land. Die Ahlers-Kinder werden größer, das elterliche Unternehmen auch. Ebenso nimmt die Arbeitsbelastung zu. Einmal pro Jahr macht die Familie gemeinsam zwei Wochen Urlaub in Italien. Manfred und Nicole sind ein perfektes Team und können sich blind aufeinander verlassen. Ihre Ehe hat nie nennenswerte Krisen, ihre Liebe ist fest und unumstößlich.

Die Kinder werden groß, Nicole macht sich rückblickend Vorwürfe, dass sie vor lauter Arbeit möglicherweise nicht ausreichend für ihre Kinder da war. Doch beide sind wohlgeraten. Dann kann also nicht alles falsch gewesen sein. Die Tochter studiert, der Sohn hat im elterlichen Betrieb gelernt und macht bald seinen Meister. Nun führen Vater und Sohn das Unternehmen gemeinsam. „Ahlers und Sohn – Elektroinstallation" steht auf dem neuen Firmenschild. Manfred und Nicole kaufen ein Ferienhaus in der Toskana und eine Segelyacht. Jetzt, wo der Sohn in die Firma eingestiegen ist, wollen sie häufiger Zeit in Italien verbringen. Ihr Sexualleben ist zu diesem Zeitpunkt nahezu eingeschlafen, wie es bei so vielen Paaren in ihrem Alter der Fall ist. Vielleicht würde der Aufenthalt unter südlicher Sonne ihr Liebesleben wieder etwas auffrischen.

Doch dann die Katastrophe: Im Rahmen einer Routineuntersuchung wird bei Nicole Brustkrebs in beiden Brüsten diagnostiziert. Das ist ein Schock. Manfred und Nicole haben jedoch Herausforderungen stets angenommen. So auch jetzt. Gemeinsam informieren sie sich, Arztgespräche werden geführt, Fragen gestellt, eine Zweit- und sogar eine Drittmeinung werden eingeholt. Nach einer ersten Operation entscheiden sie am Ende gemeinsam mit dem Ärzteteam, dass Nicole beide Brüste entfernt werden. Es folgt eine Chemotherapie. Nicole hat nur leichte Nebenwirkungen, Manfred ist beständig an ihrer Seite. Der Sohn führt das Unternehmen allein weiter. Das Ehepaar hat also die Möglichkeit, sich gemeinsam ganz auf Nicoles Genesung zu konzentrieren.

Sobald alle Behandlungen abgeschlossen sind, entscheidet Nicole sich gegen eine Reha-Maßnahme. Stattdessen fährt sie mit Manfred in das toskanische Ferienhaus. Manfred übernimmt alle Arbeiten, bekocht, versorgt und verwöhnt seine Frau. Nicoles Genesung verläuft problemlos. Von Anfang an hat sie sich ohne ihre Brüste vor Manfred gezeigt, der sich schnell an den Anblick gewöhnt. Nicole stellt erstaunt fest, dass sie ihre Brüste gar nicht vermisst.

Eines Morgens packt Manfred einen Picknickkorb und sie gehen erstmals wieder auf ihr Segelschiff. Als sie weit genug hinaus gesegelt sind, lassen sie die Hüllen fallen und bewegen sich nackt an Bord. Manfred wird von dem Anblick seiner brustamputierten Frau extrem erregt. Sie haben erstmals wieder Sex und entdecken einander neu. Sie verlieben sich neu ineinander. Sie reden viel. Sie genießen ihre Körperlichkeit und geben sich einer ganz neuen Leidenschaft hin. Für Nicole ist dies besser als jede Reha. Es ist, als sei ihr ein neues Leben geschenkt. Nun ist sie frei von Zwängen und Verantwortlichkeiten, von Hemmungen und Rücksichtnahmen, von Konventionen und Erwartungen. Sie fühlt sich lebendiger denn je. Auch Manfred spricht von einem „neuen Leben". Nachdem er jahrzehntelang seine Pflicht erfüllt, für die Familie gesorgt, das Unternehmen geführt hat, empfindet er diesen plötzlichen Ruhestand als totale Befreiung. Er ist von der neuen, freien Sexualität geradezu berauscht. Und er kann nicht genug kriegen. Der Aufenthalt an Bord, die Abwesenheit von Menschen, Sex unter freiem Himmel – das alles wirkt wie ein Jungbrunnen für Manfred. Er staunt über seine Potenz und ist stolz darauf. Er fühlt sich jung und unbesiegbar. Unmerklich gerät er in eine Art Suchtstrudel. Ein Tag ohne Sex auf dem Boot ist nun ein unerfüllter Tag für ihn. Die tiefe Liebe und Romantik ohne den sexuellen Höhepunkt genügen ihm nicht mehr. Neuerdings hat Nicole an manchen Tagen keine Lust, mit dem Boot hinaus zu segeln. Es gibt Unstimmigkeiten und Diskussionen darüber. Manfred fühlt sich zurückgewiesen. Nicole wird diese Konzentration auf den Sex zu einseitig.

Nun sitzen sie vor mir und beteuern ihre tiefe Liebe füreinander. Beide genießen die Körperlichkeit miteinander. Beide sind glücklich über das neue freie Leben, das sie sich so hart erarbeitet und verdient haben. Beide schauen mich fragend an und möchten von mir wissen, ob sie möglicherweise nicht normal sind. Ob es sein kann, dass eine niederschmetternde Diagnose wie Brustkrebs mit einer entstellenden Brustamputation sich so positiv auf ihr Leben auswirken kann? Kann es sein, dass sie durch den Krebs glücklich geworden sind? Oder machen sie sich etwas vor? - Ist dies tatsächlich ihr Hauptanliegen? Ich bin mir noch immer nicht sicher, warum sie den Weg zu mir gesucht haben. Als ich dies anspreche, schaut Nicole wortlos zu Manfred. Manfred sieht mich mit Tränen in den Augen an. „Ich habe das Gefühl, dass ich Nicole ausnutze, sie missbrauche für mein eigenes Lebensgefühl. Dass ich den Sex als Entschädigung für die Angst nehme, die ihre Krankheit mir gemacht hat. Sie sagt mir, dass sie es genauso liebt und genießt wie ich. Als Teil unserer Ehe, aber nicht als einzigen Zweck. Ich kann meine Lust auf ihren brustamputierten Körper einfach nicht kontrollieren. Nachdem wir jahrelang kaum Sex miteinander hatten, erscheint mir neuerdings ein Tag ohne wie eine Verschwendung. Ist Manfreds Fixierung auf Karins Körper und ihre neu erwachte Sexualität zu ausgeprägt? Ist sie unnormal? Das Paar ist verunsichert.

Natürlich hat die veränderte Körperlichkeit nach manchen Operationen Auswirkungen auf beide Partner und ihre Beziehung. In diesem Fall führen die Veränderungen zu erneuter Annäherung und Entdeckung von Lust. Aber es ist auch die veränderte Lebenssituation der beiden, die eine Neuorientierung begünstigt. Sie haben wieder mehr Zeit füreinander und finden in einen neuen Alltag in veränderter Umgebung. Viele Paare entdecken sich und ihre Sexualität in solchen Phasen neu. Es ist schön, dass in diesem Fall Nicoles neues Körperbild kein Hindernis ist und beide Partner offen damit umgehen. Insgesamt macht das Ehepaar einen glücklichen und harmonischen Eindruck. Dass sie jetzt eine neue Balance in ihrer Ehe finden müssen, ist völlig normal. Solange sie aber im offenen Gespräch miteinander bleiben, sollten sie durchaus in der Lage sein, ihre neugefundene Sexualität in ausgewogener Balance zu halten und nicht zum Hauptinhalt ihrer Zweisamkeit zu machen. Beide bestätigen mir, dass allein das offene Gespräch mit einer fremden Person ihnen die Besorgnis, etwas könne falsch laufen und nicht normal sein, genommen habe. Sie sind beide der Meinung, diese neue Phase ihrer Ehe gut meistern zu können. Für den Fall, dass sie doch einmal professionelle Hilfe brauchen, gebe ich ihnen zum Abschied noch die Kontaktdaten einer befreundeten Sexualtherapeutin mit.

Nicht alle betroffenen Paare finden während und nach der Erkrankung eines Partners einen Weg zurück in die Sexualität. Für viele Paare ist dies aber auch gar kein Problem. Bei anderen leiden beide oder ein Partner darunter. Die Ursache für den Verlust der gelebten Sexualität kann mannigfaltige Gründe haben. Mitunter, so wie es auch bei Manfred und

Nicole war, ist die Sexualität des Paares bereits längere Zeit vor der Erkrankung eingeschlafen und im Laufe der Krebserkrankung in noch weitere Ferne gerückt.

Im Angesicht der Diagnose werden andere Themenbereiche wichtiger: Zeit, Spiritualität oder Religion, Patientenverfügungen und Betreuungsvollmachten, die Auseinandersetzung mit der eigenen Endlichkeit und Fragen nach dem Sinn des Lebens. Andere Lebensbereiche können da leicht in den Hintergrund treten. Jeder Mensch, jedes Paar, jede Familie und jeder Freundeskreis müssen einen eigenen Umgang mit dem Krebs in seiner Mitte finden. Dafür gibt es keine Regeln, nach denen beurteilt wird, was richtig oder falsch ist. Kein Außenstehender könnte sagen, dass es anders laufen sollte, wenn Betroffene ihren ganz eigenen Weg suchen und gehen. Erkrankte und Menschen aus ihrem sozialen Umfeld können sich jedoch jederzeit Unterstützung auf dem Weg durch diese Veränderungen holen. Diese finden sie bei Ärztinnen oder Seelsorgern, bei Psychologen und Psychoonkologinnen und möglicherweise in Selbsthilfegruppen. Sie alle können helfen, die krankheitsbedingten Veränderungen mit ihren Ängsten und Herausforderungen besser zu bewältigen.

Scheuen Sie sich nicht, Ihren ganz eigenen Umgang mit der neuen Situation zu finden. Gängige Konventionen dürfen Sie dabei getrost ignorieren!

Wider besseres Wissen – Umgang mit eigensinnigen Entscheidungen

Iris und Yannes bitten um ein Gespräch in der psychoonkologischen Angehörigensprechstunde. Sie sind ein sympathisches Ehepaar, Mitte 60. Gemeinsam führen sie ein kleines Restaurant mit angeschlossenen Ferienwohnungen. Sie berichten von ihrer Tochter Isabel, die 500 Kilometer entfernt wohnt. Leider haben sie nach mehreren Meinungsverschiedenheiten in der Vergangenheit nur noch wenig Kontakt miteinander. Kürzlich erhielten sie einen der seltenen Anrufe ihrer Tochter und erfuhren so von Isabels Diagnose „Eierstockkrebs". Offenbar wurde die Erkrankung recht spät entdeckt. Die Ärzte raten, zügig aktiv zu werden und umgehend mit der Behandlung zu beginnen. Zunächst sollen Eierstöcke und Gebärmutter, eventuell noch weitere Bereiche operativ entfernt werden. Darauf würde eine Chemotherapie folgen. Diese Nachricht ihrer 40jährigen Tochter hat die Eltern geschockt. Doch der Schock ging noch tiefer als Isabel im Plauderton erzählte, sie hätte die vorgeschlagene Behandlung abgelehnt. Nun plane sie eine Reise nach Brasilien zu einem berühmten Heiler. Ob die Eltern ihr wohl diese Reise finanzieren könnten? Nach einer langen Diskussion über die Gefahren und möglichen Folgen dieser Entscheidung erbitten sich Iris und Yannes einige Tage Bedenkzeit. Von mir möchten sie nun wissen, wie man ihre Tochter „zur Vernunft bringen" könne. Von ihrem Sohn Ingo, der engeren Kontakt zu seiner Schwester pflegt, haben sie inzwischen einige Einzelheiten erfahren. Auch Ingo ist der

Meinung, Isabel solle unbedingt dem Rat der Ärzte folgen. Er habe ihr auch schon diverse Kliniken vorgeschlagen, Beratungsstellen genannt, auf eine Zweitmeinung gedrungen, Heilpraktiker und Ärzte im Internet gesucht, Informationen und Broschüren beschafft. Seine Schwester jedoch wolle von all dem nichts wissen. Sie habe aufgehört, als Lehrerin zu arbeiten und meditiere täglich einige Stunden unter der Anleitung ihres Lebensgefährten. Einem Yogalehrer! Dieser habe Isabel wohl auch den Floh ins Ohr gesetzt, nach Brasilien zu reisen anstatt sich hier in Deutschland der Schulmedizin anzuvertrauen. Isabel sei nicht bereit, ihre Entscheidung zu diskutieren, geschweige denn zu überdenken. Er selbst sei jetzt mit seinem Latein am Ende. Da er fürchte, seine Schwester werde andernfalls den Kontakt zu ihm abbrechen, habe er es aufgegeben, das Gespräch über dieses heikle Thema zu suchen.

Iris und Yannis erzählen dies alles mit vor Entsetzen geweiteten Augen und ungläubigem Kopfschütteln. Sie möchten so gerne etwas für ihre Tochter tun, glauben aber nicht an die Wirksamkeit eines brasilianischen Wunderheilers. Isabel hat schon immer etwas außerhalb der Konventionen gelebt. Darüber hatten sich Eltern und Tochter am Ende auch voneinander entfernt. Doch in diesem Fall müsse doch sogar Isabel einsehen, dass es nur einen Weg der Behandlung geben kann! Bestimmt stecke nur der Yogalehrer hinter diesen verirrten Gedanken.

Gemeinsam sortieren wir die Fakten:

Ihre erwachsene Tochter ist an Krebs in fortgeschrittenem Stadium erkrankt. Sie hat entschieden, dem Rat der Ärzte nicht zu folgen. Sie hat den Wunsch, eine Fernreise zu einem

Geistheiler zu unternehmen. Sie vertraut auf dessen Fähigkeiten und ihre tägliche Meditationspraxis als einzigen Behandlungsansätzen.

Eltern und Tochter haben unterschiedliche Lebensweisen. Dadurch kam und kommt es immer wieder zu Unstimmigkeiten. Die Tochter ist in diesem Punkt kompromisslos.

Das Dilemma der Eltern besteht darin, dass sie den einzig erfolgversprechenden Behandlungsweg in der hiesigen Schulmedizin sehen und keinesfalls bei einem brasilianischen Heiler. Ihre Tochter hat sie aber um Finanzierung genau dieses Weges gebeten. Die Eltern befürchten, ihre Tochter unwiederbringlich zu verlieren, wenn sie sich deren Wünschen widersetzen. Oder, wenn sie tatsächlich die Reise nach Brasilien ermöglichen, damit den Tod der Tochter zu forcieren.

Als die Eltern sich noch einmal so deutlich vor Augen führen, dass eine große Gefahr besteht, ihre Tochter zu verlieren, egal wie sie entscheiden, werden sie beide etwas ruhiger. Sie beschließen, auf ihr Bauchgefühl zu hören und ihrer Tochter noch einmal in einem persönlichen Brief darzulegen, für wie wichtig sie den ärztlichen Weg halten. Dabei wollen sie darauf achten, der Tochter ganz klar ihre elterliche Liebe zu erklären. Diese Liebe ist nicht an Bedingungen geknüpft und deshalb – und auch weil sie es sich leisten können – werden sie die begehrte Brasilienreise finanzieren, sollte die Tochter gar nicht umzustimmen sein. Iris und Yannes fühlen sich nach diesem Gespräch besser. Sie sind beide sichtlich ruhiger geworden. Zwar sind sie immer noch traurig über die Erkrankung ihrer Tochter und das schlechte Verhältnis zwischen ihnen, aber sie haben sich jetzt gemeinsam entschieden, die Liebe zur Tochter zu demonstrieren, auch wenn diese sich möglicherweise gerade gegen das Weiterleben entscheidet.

Das Bauchgefühl der Eltern war wohl richtig. Vier Monate später erhalte ich die Nachricht, dass die Tochter kurze Zeit nach einer Brasilienreise in einem Hospiz gestorben ist. Iris sucht mich nach dem Tod ihrer Tochter noch einige Wochen lang regelmäßig auf, um die Geschehnisse und die Trauer besser verarbeiten zu können.

Die Hilflosigkeit liebender Angehöriger angesichts der Entscheidungen von Krebserkrankten ist ein häufiges Thema in der psychoonkologischen Betreuung. Bei aller Liebe ist es sehr schwer auszuhalten, wenn sich die Patienten gegen eine empfohlene Therapie entscheiden. Weil wir damit das Gefühl verbinden, eine wichtige Heilungs- und Überlebenschance würde vertan. Ganz besonders häufig ist dies auch dann der Fall, wenn Angehörige aus Verzweiflung, Hoffnung und Überzeugung selbst nach alternativen Behandlungswegen suchen.

Krebskranke werden oftmals überschüttet mit gut gemeinten Ratschlägen, Büchern, Telefonnummer, Internetadressen und sogar bereits bezahlten Terminen bei ausgesuchten Spezialisten. Doch manchmal ist gut gemeint eben das Gegenteil von gut. Viele Erkrankte fühlen sich belästigt und bedrängt durch zu viele Tipps und Empfehlungen. Sie haben in jedem Fall das Recht, selbst zu entscheiden, welchen Weg sie mit ihrer Erkrankung und ihrem Leben gehen wollen. Deshalb ist es mitunter schwierig oder gar unmöglich, die betroffene Person für mühsam recherchierte, gut gemeinte Empfehlungen zu begeistern.

Behalten Sie das Recht der Patienten auf eigene Entscheidungen immer im Blick, wenn Sie einer erkrankten Person Behandlungsempfehlungen geben möchten. Verzichten Sie darauf, auf Ihrem Standpunkt zu beharren und üben Sie möglichst keinen Druck aus, auch wenn Sie nicht einer Meinung sind. Zu große Beharrlichkeit kann leicht als übergriffig empfunden werden und zu Unstimmigkeiten, zu Streitgesprächen und sogar zu Kontaktabbruch führen. Versuchen Sie in solchen Situationen abzuwägen was Ihnen wichtiger ist. Recht zu behalten oder der geliebten Person beizustehen? Selbst wenn Sie etwas für einen folgenschweren Fehler halten, es aber der Wunsch ihres geliebten Menschen ist, können Sie dann diesen Wunsch nach einer bestimmten Vorgehensweise respektieren? Können Sie Ihre angehörige Person auf ihrem Weg begleiten, auch wenn Sie diesen für einen möglicherweise folgenschweren Irrtum halten? Wie stark sind Ihre Liebe und Verbundenheit zu der krebserkrankten Person? Oft lassen sich solche Fragen nicht problemlos beantworten. Holen Sie sich Hilfe. Suchen Sie eine Beratungsstelle oder psychologische Praxis auf. Oder bitten Sie Freunde oder Verwandte um klärende Gespräche. Teilen Sie der erkrankten Person Ihr Dilemma und Ihre Sorge mit. Verzichten Sie dabei auf Vorwürfe und Bedingungen. Es ist oftmals sehr schwer, eigenwillige Ansichten geliebter Menschen zu akzeptieren. Doch wir alle haben das Recht auf eigene Entscheidungen.

Gegen Windmühlen kämpfen –
Wenn Akzeptanz schwerfällt

Andrea ist am Telefon. Sie klingt verzweifelt. Wir kennen uns seit sechs Jahren. Andrea hatte damals ihre Mutter Nadja zu mir in die Praxis gebracht. Nadja war an Lungenkrebs erkrankt und hatte sich während der Chemotherapie psychoonkologisch begleiten lassen. Nach OP und Chemo erholte sich Nadja schnell und gut. Aber nun ist der Krebs zurück. Andrea ist entsetzt: Nadja ist doch erst 65!

Andrea ist die jüngste Tochter von Nadja und hatte stets ein besonders enges Verhältnis zu ihrer Mutter. Seit sie selbst drei Kinder hat, wurde der Kontakt zwischen ihnen noch inniger. Nadja ist mit Leib und Seele Oma und genießt das Zusammensein mit ihren Enkelkindern. Außerdem hilft sie ihrer Tochter und ihrem Schwiegersohn regelmäßig durch ihr zuverlässiges Kinderhüten. Dadurch können Andrea und ihr Mann sich intensiver um ihre Reitschule kümmern. Als Nadja das erste Mal Krebs hatte, begleitete Andrea die Mutter eng durch die Krankheit. Nach der Chemotherapie fielen bald beide wieder in ihre alten Rollen zurück und Nadja übernahm voller Freude ihre alten Aufgaben. Der einzige Unterschied in ihrem Verhalten war wohl, dass sie das Rauchen aufgegeben hatte. Je größer der zeitliche Abstand zum Krebs wurde, desto stärker hatte Andrea die Erinnerung an die Erkrankung ihrer Mutter verdrängt. Ihre Mutter hatte Krebs gehabt, sich operieren und chemisch therapieren lassen, das Rauchen aufgegeben und war nun wieder gesund. Als Nadja dann aber die

Hiobsbotschaft eines neuerlichen Krankheitsherdes von einer Routinekontrolluntersuchung mitbrachte, schien zunächst die Welt für Andrea still zu stehen. Und dieses Mal wuchs der Krebs schneller. Eine Operation schien den Ärzten nicht angeraten. Stattdessen entschieden sie sich für eine aggressive Chemotherapie. Nadja hatte von Anfang an Zweifel daran, dass es dieses Mal wieder gut ausgehen würde. Nach nur wenigen Wochen bestätigten die Ärzte diese Vermutung. In atemberaubender Geschwindigkeit breitete sich der Krebs aus und Nadja verlor an Gewicht, an Kraft und an Lebensmut. Es bildeten sich Metastasen und weil die Schmerzen unerträglich wurden, war Nadja kürzlich stationär im Krankenhaus aufgenommen worden, mit dem Ziel, ein besseres Schmerzmanagement zu finden. Von Heilungschancen wurde bald gar nicht mehr gesprochen. Nadja verlor im Krankenhaus sehr schnell das Interesse an der Welt außerhalb der Klinikmauern. Sie geht davon aus, dass sie bald sterben wird.

Doch Andrea fällt es schwer, die veränderten Vorzeichen in diesem Tempo zu realisieren. Noch immer ist sie davon überzeugt, dass ihre Mutter es schaffen kann. Ihr geht das alles viel zu schnell. Und warum tun die Ärztinnen und Ärzte denn nicht mehr für ihre Mutter? Ganz schlimm ist es für Andrea, dass ihre Geschwister offenbar den bevorstehenden Tod der Mutter als gegeben hinnehmen und offen darüber sprechen, sogar mit Nadja selbst. Andrea wird in solchen Momenten sehr wütend und fühlt sich innerhalb des Familiensystems nun völlig als Außenseiterin. Dies zeigt sich ganz extrem, seitdem ihr Bruder in einem Streit den Vorwurf aussprach, sie hätte die Mutter immer nur als Babysitter missbraucht und wolle Nadjas Tod nicht akzeptieren, weil sie damit auch auf ihre beste Kinderfrau würde verzichten müssen. Andrea fühlt sich komplett unverstanden und kann ihrerseits nicht nachvollziehen, warum ihre Mutter nicht bereit ist zu kämpfen. Sie hat es doch schon einmal geschafft! Andrea bittet mich um Rat. Könne ich der Mutter nicht mal ins Gewissen reden? Könne ich vielleicht mit den Ärzten sprechen? Und könne ich ihre Geschwister motivieren, jetzt nicht den Glauben an Heilung aufzugeben? Andrea sagt, sie sei am Ende ihrer Kraft und wisse einfach nicht mehr, was sie noch tun solle. Ich lasse ihrer Mutter ausrichten, dass ich bei Bedarf gerne in die Klinik kommen würde, um ein persönliches Gespräch zu führen. Ich biete Andrea und ihren Geschwistern ein gemeinsames Gespräch zur Klärung der Meinungsverschiedenheiten an. Und natürlich signalisiere ich, dass ich auch Andrea kurzfristig für Einzelgespräche zur Verfügung stehe. Alle Vorschläge werden gerne angenommen.

Mein Besuch im Krankenhaus beschert mir eine sehr vertraute halbe Stunde mit Nadja, in der diese mir ganz klar sagt, dass sie um ihr nahes Ende weiß und dem Tod ohne Angst entgegensieht. Ich möge mich doch bitte psychologisch um Andrea kümmern, die durch diese neuen Tatsachen vollkommen überfordert sei. Das Gespräch mit den Geschwistern verläuft weniger harmonisch. Hier haben sich regelrechte Fronten gebildet, die kaum zu überwinden scheinen. Die Geschwister akzeptieren den Wunsch der Mutter nach einem ruhigen Sterben. Andrea stemmt sich als Einzige dagegen. Doch ihr gehen die Argumente aus. Als eine diensthabende Ärztin dazukommt und noch einmal sehr einfühlsam und ruhig Nadjas nahenden Tod bestätigt, bricht Andrea zusammen.

Von nun an hört sie auf, gegen ihre Geschwister und die Tatsachen anzukämpfen. Stattdessen verbringt sie viel Zeit im Krankenzimmer der Mutter und holt sich täglich telefonische Stärkung bei mir. Immer wieder sagt sie „ich kann nicht mehr". Ständig hat sie das Gefühl, es sei Verrat an ihrer Mutter, wenn sie aufhört für deren Überleben zu kämpfen. Nadja war immer ihre Kraftquelle und der Fels in der Brandung. Nun hat Andrea die Orientierung und den Halt verloren. Sie fühlt sich schuldig, weil sie es nicht vermag, ihre Mutter zu retten. Ich betreue sie während dieser schweren Zeit der Sterbebegleitung und auch in der Phase nach der Beisetzung ihrer Mutter. In dieser Nachbereitung gelingt es Andrea, das Sterben und den Tod ihrer Mutter zu akzeptieren und das Wissen um die lebendige Gegenwart der Mutter durch innige Erinnerungen zu ersetzen. Die Achterbahnfahrt der Gefühle hinterlässt Spuren, doch Andrea ist nach und nach bereit, sich mit den Gegebenheiten auseinanderzusetzen. Auch ein schlichtendes Gespräch mit den Geschwistern hat eine sehr reinigende Wirkung für das Familiensystem. Andrea kann nun langsam lernen, sich im Leben ohne ihre Mutter zurecht zu finden.

Wer einen geliebten Menschen längere Zeit durch die Krebserkrankung begleitet, wird irgendwann selbst einen Punkt der Erschöpfung erreichen, an dem sämtliche Kraft verbraucht zu sein scheint. Ganz gleich, in welchem Stadium der Erkrankung die erkrankte Person sich befindet oder welchen Verlauf der Krebs genommen hat, spätestens jetzt ist es wichtig, die eigenen Bedürfnisse wahrzunehmen und die eigenen Batterien aufzuladen. Wer das nicht schafft, steuert möglicherweise auf Streitigkeiten zu, so wie es bei Andrea der Fall war. Oder man verstrickt sich in Schuldgefühlen und Selbstvorwürfen. In manchen Fällen resultiert sogar eine eigene Erkrankung aus dem Dauerstress, das Schicksal besiegen zu wollen.

Beugen Sie dem vor. Hören Sie darauf, was die erkrankte Person wünscht. Berücksichtigen Sie die Meinung anderer Angehöriger. Um sich nicht immer im Kreis zu drehen und allein gegen Windmühlen zu kämpfen, achten Sie auf Ihre eigenen Grenzen und Kraftreserven. Akzeptieren Sie, dass es nicht in Ihrer Macht und schon gar nicht in Ihrer Verantwortlichkeit liegt, das Schicksal der geliebten krebskranken Person umzuschreiben. Und wenn Sie spüren, dass sie es allein nicht schaffen, bitten Sie rechtzeitig um Hilfe.

Der Tod – Aufforderung zum Leben

Viele Menschen denken bei Krebs sehr schnell automatisch an den Tod. Dabei ist die Krebssterberate in Deutschland beständig rückläufig. Mehr als die Hälfte aller Krebspatienten wird heute geheilt und überlebt ihre Erkrankung. Doch der Tod ist das große Schreckgespenst in unserer Gesellschaft. Da wir ihn so sehr fürchten, verdrängen wir ihn am liebsten. Bloß nicht hinschauen! Bloß nicht damit beschäftigen! Die Krebserkrankung eines nahestehenden Menschen bringt uns aber automatisch mit dem Todesthema in Kontakt. Der Psychoanalytiker Sigmund Freud bemerkte einmal, dass unbewusst jeder von der eigenen Unsterblichkeit überzeugt ist. Es scheint unvorstellbar, den Tod als Freund und Helfer zu sehen. Der Tod wird deshalb nur zu gerne als Thema ausgeklammert. Der Tod ist unpopulär, gilt als unwürdig und wird als Störung unseres Lebens empfunden. Er wird vielfach als Feind gesehen, den es zu bekämpfen und zu besiegen gilt. Er wird entweder verdrängt oder mit allen Mitteln bis zum Äußersten bekämpft. Viele betrachten ihn zeitlebens als verhinderbare Störung, bis er am Ende schließlich doch die Akzeptanz seiner Existenz einfordert. Geburt und Tod setzen beide dem Leben eine Grenze, die eindeutig jeweils nur in eine Richtung überschritten werden kann.

Theoretisch gelingt es uns möglicherweise gerade noch, den Tod rational zu betrachten. Doch allzu schnell befinden wir uns in einer beängstigenden Hilflosigkeit, wenn es um unseren eigenen Tod oder den eines geliebten Menschen geht.

Die Krebserkrankung einer nahestehenden Person weckt sowohl die Angst, diesen Menschen für immer zu verlieren und allein weiterleben zu müssen als auch die Furcht vor dem eigenen Tod. Und damit vor unserer eigenen Endlichkeit. Wie unangenehm: Wir müssen irgendwann sterben! Das macht Angst. Aber Angst ist kein guter Begleiter für uns Begleiter. Überhaupt tut jeder Mensch gut daran, sich mit dem Tod und mit der eigenen Sterblichkeit frühzeitig, also mitten im Leben, auseinanderzusetzen. Zum Beispiel genau jetzt in diesem Moment.

Jedes Sterben ist einzigartig. Jeder Tod zeigt sich auf seine ganz eigene Weise. In meiner langjährigen Arbeit mit Krebskranken und ihren Angehörigen habe ich ganz unterschiedlichen Umgang mit dem Krebstod miterlebt. Sowohl seitens der Erkrankten als auch bei den sie liebenden Menschen. Und längst nicht immer teilen beide Seiten die gleiche Grundhaltung. Deshalb gibt es zu diesem Kapitel auch kein Fallbeispiel. Das würde dem Thema nicht gerecht.

Der Tod ist unausweichlich. Eine schwere Erkrankung, selbst wenn Sie diese nur begleiten, bringt ihn unweigerlich weiter in Ihre Nähe. Diese Nähe kann auch als Chance aufgefasst werden. Nutzen Sie das Todesthema, um ihm aktiv den Schrecken zu nehmen. Zunächst gilt es, den Tod zu akzeptieren. Sein Eintritt ist das einzige Ereignis, dass Ihnen ganz sicher eines Tages widerfahren wird. Sie können nicht wissen, wann. Sie können nicht wissen, wie. Doch Sie können getrost aufhören, Energie aufzuwenden, um gegen die Tatsache, dass er geschehen wird, anzukämpfen oder sie auszublenden. Erinnern Sie sich an das Kapitel über die Angst? Angst und Entspannung schließen

einander gegenseitig aus, heißt es da. Deshalb: Finden Sie eine ent-
spannte Haltung zum Tod. Lassen Sie sich vom Tod animieren, über
das Leben nachzudenken. Die Australierin Bronnie Ware hat meh-
rere Jahre lang Sterbenden sehr intensiv zugehört und über ihre Be-
obachtungen ein Buch geschrieben. So unterschiedlich die Sterben-
den und ihre Lebensgeschichten auch waren, die Autorin fand fünf
Dinge, die Sterbende beim Rückblick auf ihr persönliches Leben be-
sonders häufig bereuten. Jeder Mensch hat die Möglichkeit, sich mit
diesen fünf Punkten auseinanderzusetzen und sich zu fragen, inwie-
weit das eigene Leben davon betroffen ist. Wer glücklich, authentisch
und mit sich selbst in Einklang lebt, hat weniger Angst vor dem Tod.
Am häufigsten beklagten Sterbende im Angesicht des Todes, diese
Dinge in ihrem Leben <u>nicht</u> getan zu haben:

- *mir selbst erlauben, glücklich zu sein*
- *Freundschaften pflegen*
- *Gefühle ausdrücken*
- *weniger arbeiten*
- *den Mut aufbringen, das Leben so zu leben wie ich selbst*
  es möchte und nicht so, wie andere es von mir erwarten

Diese Erkenntnisse Sterbender können uns jederzeit eine Hilfe sein,
das eigene Leben auf Authentizität zu überprüfen. Anstatt den Tod
zu fürchten, könnten wir damit beginnen, unser eigenes Leben zu
korrigieren und uns zu fragen, was uns WIRKLICH wichtig ist?
Und wir könnten die Chance ergreifen, sofort damit anzufangen, die-
sen Aspekten mehr Raum in unserem Leben einzuräumen. Aber noch

etwas möchte ich Ihnen in diesem Zusammenhang ans Herz legen: Nutzen Sie die Zeit mit Ihrem geliebten Menschen. Bringen Sie bewusst noch mehr Qualität in Ihr Zusammensein. Der Krebs kann eine wunderbare Chance sein, das gemeinsame Leben noch erfüllter werden zu lassen.

Der Tod kann dann betrauert werden, wenn er wirklich eingetreten ist. Solange wir leben, sollten wir ihn nicht fürchten. Weder für uns selbst noch für andere. Füllen Sie das Leben mit Lebendigkeit!

Anhang

Anregungen zur Selbsthilfe

Selbsthilfe –
Übungen und Maßnahmen

Nachfolgend finden Sie eine kleine Auswahl bewährter Maßnahmen zur Selbstfürsorge und Selbstberuhigung. Grundsätzlich geht es dabei um kleine Hilfestellungen, sich auch in schweren Zeiten um das eigene Wohlergehen zu kümmern. Ich hoffe, Sie finden beim Stöbern Impulse, die Sie in Ihrer besonderen Situation aufgreifen können.

TOP 100 – Was tut mir gut?

Legen Sie eine Liste der Dinge und Tätigkeiten an, die Ihnen guttun, weil sie zu Ihrer Entspannung, Freude oder Motivation beitragen. Versuchen Sie einmal, einhundert verschiedene Situationen oder Tätigkeiten für Ihre Liste zu finden. Das wird am Anfang sicher schwer sein, aber je länger Sie sich darüber Gedanken machen, desto länger wird Ihre ganz persönliche Liste werden. Wenn Sie erst einmal angefangen haben, diese Liste zu führen, werden Sie immer mehr Punkte finden, die Sie hinzufügen können. Alles ist erlaubt, von Kleinigkeiten bis zu den ganz großen Dingen.

Sobald Sie mit Ihrer Liste begonnen haben, sorgen Sie dafür, dass Sie sich jeden Tag mindestens zwei Mal ganz bewusst die Erfüllung eines Vorhabens gönnen.

Und natürlich können Sie Ihre TOP 100-Liste jederzeit fortschreiben und ergänzen.

Hier sehen Sie ein Beispiel für den Beginn einer solchen Liste:

- morgens vor dem Aufstehen einige Minuten lang dem Gezwitscher der Vögel lauschen
- meine Lieblings-Eiscreme naschen
- Cappuccino zum Frühstück
- in Ruhe die Zeitung lesen
- zur Chorprobe gehen
- meine beste Freundin treffen
- mit den Enkelkindern spielen
- joggen
- tanzen
- mit meiner Partnerin Tango tanzen
- in ein Konzert gehen
- mit Freunden kochen
- Tennis spielen
- meditieren
- Teezeremonie
- basteln
- alleine im See schwimmen
- den Hund ausführen
- ein Buch lesen
- Cello spielen
- mit meinem Bruder telefonieren
- Gartenarbeit
- ein heißes Bad nehmen
- einen Ausflug machen
- …

Angsttagebuch

Wenn Sie unter Ängsten leiden, weil Sie sich um die Zukunft sorgen, um Ihre eigene Widerstandskraft oder darum, dass Sie kommenden Situationen nicht gewachsen sein könnten, kann es hilfreich sein, sich einmal gezielt mit Ihren Befürchtungen auseinanderzusetzen. Ängste können auf unterschiedlichste Dinge gerichtet sein, die meist in der Zukunft liegen und unter Umständen gar nicht oder ganz anders auftreten werden.

Starke Ängste lösen in der Regel körperliche Reaktionen aus, wie z.B. Kurzatmigkeit, Schweißbildung, Magenschmerzen, Tränen o.ä. Bei solchen Symptomen spricht man meist von Panikattacken. Während einer Panikattacke ist die Fähigkeit zu angemessenen Reaktionen auf die auslösende Situation stark eingeschränkt. Häufig fühlen Betroffene sich dann ihrer Angst und dieser körperlichen Symptomatik hilflos ausgeliefert, was dann wieder verstärkend auf die Angst wirkt. So entsteht ein Teufelskreis aus Auslösern, Angst und Angst vor der Angst...

Sofern Sie sich Ihrer Angst hilflos ausgeliefert fühlen, kann es sich lohnen, eine Zeitlang Protokoll zu führen. Notieren Sie in einem ruhigen Moment, vielleicht am Abend, wann Sie in den letzten 24 Stunden besonders von Ihren Ängsten geplagt wurden. Idealerweise legen Sie eine Tabelle an, in der Sie festhalten, wann die Angst kam, wie stark sie war, welche auslösende Situation zugrunde lag, welche Symptome und Gedanken damit einher gingen und was Sie getan haben, um mit der Situation fertig zu werden.

Nach einigen Tagen werden Sie in diesem Angsttagebuch Muster erkennen und verstehen, welche Auslöser – seien es

Gedanken oder Situationen – angstverstärkend wirken. Häufig liegen besondere wiederkehrende Gedanken zugrunde, die man dann bewusst verändern kann.

Hier sehen Sie ein Beispiel für ein solches Protokoll:

Zeit	Intensität (0-10)	Situation	körperl. Symptome	Gedanken	Reaktion
10 Uhr	6	Frühstück, Frau isst nichts	Brustenge, Gefühl zu ersticken	Sie wird immer dünner, sie wird sterben	auf Frau eingeredet, sie solle essen bis sie wütend die Küche verließ
15 Uhr	4	im Auto über Urlaub geredet	Brustenge, Tränen	Ob es überhaupt noch dazu kommen wird?	geschwiegen und auf Verkehr konzentriert
21 Uhr	7	Doku über Tod im TV	Brustenge, Tränen	Sie wird es nicht schaffen	Zimmer verlassen

Beim Blick auf diese Aufzeichnungen kann man deutlich erkennen, dass der Gedanke an den Tod der Frau vorherrscht und die eigenen körperlichen Symptome auslöst. Hier könnten Sie genau hinterfragen, wie wahrscheinlich der baldige Tod Ihrer Frau ist? Sie könnten mit Ihrer Frau über Ihre Angst, sie zu verlieren sprechen. Sie könnten, evtl. mit Hilfe einer außenstehenden Person, die automatischen Gedanken über den bevorstehenden Tod Ihrer Frau durch realistische und zuversichtlichere Gedanken ersetzen. So könnte der erste Satz ersetzt werden durch „Sie mag gerade nichts essen, ich biete ihr später etwas an." Der zweite Satz könnte lauten: „Wie schön, dass sie Freude daran hat, den nächsten Urlaub zu planen." Im letzten Beispiel könnte die Alternative lauten: „Ich bin dankbar, dass wir das jetzt hier gemeinsam sehen und darüber sprechen können."

Atemübungen

Es gibt viele Situationen, in denen Sie merken, dass Sie nur schwer zur Ruhe kommen. Die Ursachen können sehr unterschiedlich sein. Vielleicht liegen Sie nachts wach und grübeln. Möglicherweise befinden Sie sich gerade in einer Krisensituation. Oder Ihre Ängste und Sorgen nehmen Ihnen buchstäblich den Atem. Vielleicht haben Sie Schmerzen, eventuell sind Sie körperlich verspannt und schaffen es nicht, die Anspannung zu lösen. In all diesen Fällen kann es hilfreich sein, sich auf den eigenen Atem zu konzentrieren und mit seiner Hilfe die Kontrolle zurückzugewinnen. Yoga und Qi-Gong arbeiten mit dem Atem, Meditations- und Imaginationsverfahren, die achtsamkeitsbasierte Stressreduktion und alle Entspannungsverfahren ebenso. An dieser Stelle finden Sie einige ausgewählte Atemübungen, die Sie bei Bedarf ausprobieren können. In allen Fällen sollten Sie möglichst darauf achten, immer durch die Nase einzuatmen.

Atem zählen

Nehmen Sie eine möglichst bequeme Position ein. Atmen Sie drei Mal bewusst ein und aus und lösen Sie Ihre Muskulatur so gut es gerade möglich ist. Dann konzentrieren Sie sich auf Ihren Atem. Beobachten Sie wie der Atem kommt und wie der Atem geht. Atmen Sie ganz bewusst ein und nehmen Sie wahr, dass Sie Energie aufnehmen. Atmen Sie anschließend langsam und vollständig aus und zählen Sie im Geiste diesen Ein- und Ausatemzug „eins". Danach atmen Sie wieder bewusst tief ein und beim vollständigen Ausatemzug zählen Sie „zwei". Dies führen Sie fort bis Sie (falls Ihnen das gelingt!) bei „zehn" angekommen sind. Mit dem nächsten Atemzyklus beginnen Sie wieder bei „eins". Auch wenn diese Übung sehr simpel klingen mag, ist sie doch eine große Herausforderung. Es kommt nämlich darauf an, dass Sie während der ganzen Zeit auf Ihre Atmung konzentriert bleiben. Jedes Mal, wenn Sie merken, dass Ihre Gedanken abschweifen, bringen Sie sich ganz gelassen zu Ihrem Atem zurück und beginnen mit dem Zählen wieder bei „eins". Es geht also nicht darum, dass Sie möglichst schnell zehnmal bis zehn zählen konnten. Vielmehr kommt es darauf an, die Aufmerksamkeit zu trainieren. Immer wieder werden Sie erleben, dass Sie von Ihren eigenen Gedanken, körperlichen Befindlichkeiten oder äußeren Geräuschen abgelenkt sind. Das ist vollkommen normal. Dann kommt es darauf an, dies zur Kenntnis zu nehmen und die Konzentration ganz gelassen wieder zurück zu Ihrem Atem zu lenken. Immer und immer wieder. Bitte bewerten Sie nicht, ob es Ihnen gut, weniger gut oder gar nicht gelingt, mit Ihrer Aufmerksamkeit durchgängig beim Atem zu bleiben. Führen Sie Ihre Wahrnehmung einfach liebevoll und freundlich zu Ihrer Atmung zurück und fangen Sie wieder bei „eins" an. Ihr Körper wird versuchen, Sie abzulenken. Vielleicht mit einem Zwicken im Bein oder einem Hustenreiz. Auch die Gedanken werden nie ganz zur Ruhe kommen wollen. Lassen Sie sich nicht beirren. Kehren Sie wieder und wieder zu Ihrem Atem zurück.

Brustkorb dehnen

Setzen oder legen Sie sich bequem hin. Die Wirbelsäule sollte gerade sein. Kommen Sie zunächst in der gewählten Position an und schließen Sie die Augen, wenn Sie mögen. Dann legen Sie Ihre flachen Hände seitlich links und rechts gegen den

Rippenbogen. Bei jeder Einatmung nehmen Sie bewusst wahr, wie sich der Brustkorb in Ihre Hände hinein dehnt. Bei jeder Ausatmung folgen Sie mit Ihrer Aufmerksamkeit, wie er sich wieder zusammenzieht. Dies setzen Sie einige Minuten lang fort, bis Sie innerlich wieder etwas ruhiger geworden sind.

Physiologische Seufzer

Schon Kinder haben die Fähigkeit, ihre Erregung mittels der Atmung herunterzuregulieren. Wenn sie sehr verzweifelt oder aufgebracht sind, wird das meist von einem starken Weinen begleitet. Mitunter schluchzen sie dabei regelrecht. Deshalb nennt man dies auch die Schluchz-Atmung. Durch das Schluchzen verändert sich der Atemfluss und es findet eine emotionale Selbstregulation statt. Dieser Effekt lässt sich bewusst nutzen: Atmen Sie maximal ein. Wenn Sie das Gefühl haben, dass das Einatmen beendet ist, nehmen Sie trotzdem noch einen weiteren kurzen Atemzug. Erst dann gehen Sie über in eine langsame und vollständige Ausatmung. Also: Lang und maximal ein, noch einmal kurz ein, - langsam und vollständig aus. Wiederholen Sie diesen Zyklus einige Male.

Wechselatmung

Diese Atemübung kommt aus der Yogalehre. Dabei wird wechselseitig durch jeweils ein Nasenloch eingeatmet und durch das andere wieder ausgeatmet. Setzen Sie sich bequem hin und atmen Sie einige Male ganz normal ein und aus. Sie sollten möglichst frei sitzen, d.h. sich nicht anlehnen. Halten Sie die Wirbelsäule und den Kopf gerade. Nun legen Sie die linke Hand ganz ruhig in Ihren Schoß. Die rechte Hand führen

Sie zur Nase. Knicken den Zeigefinger und Mittelfinger etwas ein in Richtung Handinnenfläche ein und platzieren Sie Ringfinger und kleinen Finger so, dass sie locker am linken Nasenflügel liegen, der Daumen liegt entsprechend am rechten Nasenflügel. Nun verschließen Sie mit dem Daumen durch leichten Druck den rechten Nasenflügel und atmen Sie durch das linke Nasenloch ein. Zählen Sie dabei bis vier. Halten Sie danach den Atem an und zählen Sie wieder bis vier. Dann verschließen Sie den linken Nasenflügel mit leichtem Druck durch Ring- und kleinen Finger und öffnen gleichzeitig den rechten Nasenflügel. Atmen Sie rechts aus und zählen Sie bis acht. Atmen Sie danach rechts ein und zählen bis vier, Luft anhalten und nochmal bis vier zählen. Dann das rechte Nasenloch mit dem Daumen verschließen, das linke Nasenloch öffnen und ausatmen, während sie bis acht zählen. Diesen Wechsel können Sie mehrere Minuten fortführen. Die Wechselatmung dient der Beruhigung und Harmonisierung. Fortgeschrittene werden dabei die Zählintervalle immer mehr verlängern. Aber schon in der oben beschriebenen Version werden Sie eine Wirkung feststellen. Selbstverständlich können Sie die Übung auch analog mit der linken Hand ausführen.

Die beschriebenen Übungen sind als Anregung gedacht. In gängigen Entspannungs- und Meditationsapps werden Sie bei Bedarf viele Übungsanleitungen finden.

Bewegung

Spazierengehen, Rad fahren, Schwimmen, Joggen, Nordic Walking, Fußball, Handball, Basketball, Gymnastik, Tanzen, Yoga, Tai-Chi… Diese Aufzählung könnte unendlich fortgeführt werden. Wichtig ist an dieser Stelle: <u>Bewegung hilft!!</u> Bewegung ist gut für das Immunsystem, für den Stoffwechsel, für die Stimmung. Bewegung entlastet und stärkt. Ich spreche an dieser Stelle bewusst nicht von Sport. Wer sonst nicht Sport getrieben hat, wird sicher auch in besonders schwierigen Lebenssituationen nicht damit anfangen. Aber kommen Sie in Bewegung, egal wie. Bewegung ist sehr selbstwirksam. Sie sind der Situation nicht ausgeliefert, sondern Sie können aktiv etwas tun.

Keine Zeit? Keine Gelegenheit? – Ändern Sie das. Schaffen Sie Bewegungschancen. Sie holen jeden Morgen Brötchen vom Bäcker? Lassen Sie das Auto stehen. Nehmen Sie stattdessen das Fahrrad oder gehen Sie zu Fuß. Sie warten im Klinikflur, dass Ihr Partner aus der Radiologie kommt? Verlassen Sie den Besucherstuhl und gehen Sie stattdessen im Flur auf und ab. Oder steigen Sie im Treppenhaus zwei Stockwerke hinauf und wieder herab. Gehen Sie bei schönem Wetter vor die Tür und umrunden Sie das Klinikgebäude. Ihre Partnerin ist heute sehr erschöpft und möchte sich ausruhen? Verschaffen Sie Ihr die nötige Ruhe und gehen Sie mit den Kindern auf den Bolzplatz. Oder unternehmen Sie eine Fahrradtour. In fast jeder Lage lässt sich eine Chance zu etwas Bewegung finden. Nutzen Sie sie. Bewegung ist grundsätzlich gut für Körper, Geist und Seele. Gönnen Sie sich diese Unterstützung.

Energietagebuch

Wenn Sie häufig das Gefühl haben, von all den Sorgen, der Doppelbelastung und der Gesamtsituation ausgelaugt und kraftlos zu sein, könnte es helfen, eine Zeitlang Buch zu führen über Ihre persönliche Energie im Tagesverlauf. Dokumentieren Sie alle Ereignisse und Tätigkeiten und schätzen Sie dabei jeweils ein, wieviel Energie einzelne Situationen, Tätigkeiten oder Tageszeiten von Ihnen erfordern. Auf diese Weise haben Sie bald eine gute Übersicht, an welchen Stellen Sie mehr oder weniger Energie aufbringen müssen, welche Tätigkeiten Sie übermäßig viel Energie kosten. Sie werden gut erkennen in welchen Bereichen Sie etwas verändern können, welche Tätigkeiten Sie in andere Zeiten schieben müssten und in welchen Fällen Sie Dinge möglicherweise ablehnen oder delegieren sollten.

Vielleicht lässt sich eine Haushaltshilfe oder eine Bürokraft zur Unterstützung einstellen. Vielleicht kann an Tagen, an denen wichtige Vorhaben anstehen, auf Routinetätigkeiten verzichtet werden. Möglicherweise könnte man auch ein Zeitfenster finden, um eine regenerative Pause einzuplanen. Unter Umständen kann ein Spaziergang zum Durchatmen in die Tagesroutine aufgenommen werden. Anstrengender Besuch kann vielleicht abgesagt und stattdessen ein Telefonat verabredet werden. Bei Begleitfahrten in die Klinik könnte auch eine vorhersehbare Wartezeit für einen kurzen Besuch im Café genutzt werden. Sobald ausreichend Daten gesammelt sind, fällt die Analyse meist gar nicht mehr schwer.

Dies ist ein Beispiel für ein solches Tagebuch:

Uhr-zeit	Tätigkeit oder Situation	Emotionen Symptome	Energie-aufwand 0-100
9-10	gemeinsames Frühstück	gute Gespräche, Tagesplanung	5
10-11	Haushalt	Zeitdruck, nervös	30
11-14	Begleitung ins Krankenhaus, Kontrollunter-suchungen, Arztgespräch	sehr angespannt, Kopfschmerzen	80
14-18	Rückfahrt, Post erledigen, Essen vorbereiten	fühle mich allein gelassen, weiß nicht wie ich mich verhalten soll	20
18-19	Abendessen	M. geht es schlecht, fühle mich hilflos	20
19-23	M. geht ins Bett, Küche aufräumen, fernsehen	müde und erschöpft ins Bett, lange nicht eingeschlafen	10

Entspannungsverfahren

Wenn Sie häufig angespannt sind, Sorgen haben, zu viel grübeln, unter Schlafstörungen oder Überlastung leiden, ist die regelmäßige Anwendung von Entspannungsübungen eine geeignete Unterstützung, um zu mehr innerer Balance zu finden. Die meisten Entspannungsverfahren lassen sich leicht und schnell erlernen. Dazu gibt es regional unterschiedliche Kursangebote, die Sie über örtliche Institutionen wie Volkshochschulen, Sportvereine oder Kirchengemeinden finden. Wenn Sie es lieber alleine versuchen möchten, finden Sie im Buchhandel, im Internet, bei Ihrer Krankenkasse oder mittels frei zugänglicher Apps eine große Auswahl an Einsteigerangeboten.

Die bekanntesten Entspannungsverfahren sind das Autogene Training und die Progressive Muskelentspannung nach Jacobson. Aber auch Yoga, Tai-Chi und Qi-Gong wirken entspannend auf das Nervensystem. Manche Menschen finden die tiefste Entspannung im Garten, am Meer oder in ihrem Hobby, sei es beim Malen, Musizieren, Angeln, Joggen, Schwimmen usw.

Es kommt vor allem darauf an, dass Sie die Entspannung in Ihrer belasteten Situation ganz aktiv suchen. Sorgen Sie wieder mehr für sich selbst und schaffen Sie das nötige Zeitfenster. Nur wenn Sie sicherstellen, dass Sie zwischendurch auftanken, können Sie bestmöglich für Ihre geliebte Person da sein.

Autogenes Training

Das Autogene Training ist eine autosuggestive Methode, also eine Form der Selbsthypnose. Sie kann schnell erlernt werden und dann für innere Ruhe sorgen, Schmerzen lindern und die Anspannung reduzieren. Für das Autogene Training finden Sie im Buchhandel, im Internet oder über Ihre Krankenkasse gute Anleitungen zum Selbstlernen, bzw. Kurse in Ihrer Nähe. Mit formelhaften Sätzen wird beim Autogenen Training eine Art Trance erzeugt, in der Einfluss auf das Nervensystem genommen wird.

Hier werden die gängigen Einsteigerformeln beschrieben. Nehmen Sie zur Durchführung des Autogenen Trainings eine entspannte Position, vorzugsweise in Rückenlage ein. Die Arme liegen dabei locker neben dem Körper. Alternativ können Sie sich vorne auf die Sitzfläche eines Stuhles setzen. Lassen Sie die Unterarme dabei oberhalb der Knie auf den Oberschenkeln ruhen, dabei die Hände locker fallen und den Kopf hängen lassen. Diese Haltung nennt man Kutschersitz. Schließen Sie sanft die Augen. Wenden Sie die Übungen an, indem Sie in der gewählten Haltung die jeweiligen Formeln in Gedanken mehrmals monoton und gleichförmig wiederholen. Konzentrieren Sie sich dabei jeweils auf die angesprochenen Körperbereiche. Wiederholen Sie jede Formel mehrere Male. Sie können die Formeln beliebig miteinander kombinieren. Nachfolgend finden Sie Beispiele für häufig genutzte Formeln.

Ruheübung

Ich bin ganz ruhig.

Vollkommen ruhig.

Ruhe.

Schwereübung

Mein rechter Arm ist ganz schwer.

Mein linker Arm ist ganz schwer.

Arme ganz schwer.

Mein rechtes Bein ist ganz schwer.

Mein linkes Bein ist ganz schwer.

Arme und Beine ganz schwer.

Schwere.

Wärmeübung

Meine Arme sind ganz warm.

Meine Beine sind ganz warm.

Arme und Beine angenehm warm.

Wärme.

Progressive Muskelentspannung

Die Wirkung der Progressiven Muskelentspannung besteht hauptsächlich darin, dass die Aufmerksamkeit gezielt auf das Wahrnehmen des <u>Unterschieds</u> zwischen Anspannung und Entspannung gelenkt wird. Durch regelmäßiges Training mit diesem Aufmerksamkeitsfokus lernen die Anwenderinnen und Anwender mit der Zeit, immer schneller einen entspannten Muskeltonus herzustellen.

<u>Beispiel</u>

Nehmen Sie eine bequeme Position im Sitzen oder Liegen ein. Kommen Sie zunächst ganz in Ruhe auf Ihrem Platz an. Atmen Sie einige Male bewusst tief durch die Nase ein und vollständig aus. In der folgenden Übung wird die Atmung ebenfalls eine Rolle spielen. Spannen Sie die jeweils angesprochene Muskelgruppe beim Einatmen maximal an und lösen sie die Anspannung dann beim Ausatmen vollständig wieder auf. Spüren Sie dabei besonders dem jeweils unterschiedlichen Empfinden der Muskulatur im angespannten und im entspannten Zustand nach.

- Einatmen: Ziehen Sie die Augenbrauen hoch und runzeln Sie gleichzeitig die Stirn. Zustand kurz halten. Ausatmen und Gesicht entspannen.
- Einatmen: Kneifen Sie die Augen zusammen. Zustand kurz halten. Ausatmen und die Augen weich werden lassen und entspannen.
- Einatmen: Verziehen Sie den Mund zu einem breiten Grinsen. Zustand kurz halten. Ausatmen und die Mundpartie entspannen.

- Einatmen: Ziehen Sie die Schultern hoch in Richtung Ohren. Zustand kurz halten. Ausatmen und Schultern fallen lassen.
- Einatmen: Ballen Sie die Hände zu Fäusten. Zustand kurz halten. Ausatmen und Hände öffnen und entspannen.
- Einatmen: Bauch nach innen ziehen. Zustand kurz halten. Ausatmen und Bauch entspannen und ganz weich werden lassen.
- Einatmen: Mit den Füßen eine Faust machen. Zustand kurz halten. Ausatmen und Füße und Zehen entspannen.

Fokusverschiebung – auf andere Gedanken kommen

In belastenden Zeiten passiert es häufig, dass die Gedanken kreisen und es nicht gelingt, sich auf etwas anderes zu konzentrieren. Es gibt verschiedene Techniken, die dabei helfen können, aus dem Gedankenkarussell auszusteigen. Einige davon sind hier vorgeschlagen. Grundsätzlich ist wichtig, das Karussell zunächst anzuhalten, um anschließend dem Verstand eine andere Spielwiese anzubieten.

Gedankenstopp

Wenn Sie in einer Gedankenschleife festsitzen, zeigen Sie den Sorgen und Ängsten ganz bewusst die rote Karte. Dies können Sie tun, indem Sie sich tatsächlich eine rote Karte vorstellen und diese vor ihrem geistigen Auge ziehen. Oder Sie halten den Gedanken ein imaginäres Stopp-Schild entgegen. Stellen Sie sich das tatsächlich bildlich vor. Wenn Sie mögen und Ihre Umgebung dies gerade erlaubt, können Sie auch laut und nachdrücklich „Stopp" sagen. Anschließend wenden Sie eine der vorgeschlagenen Techniken an, um Ihren Verstand anderweitig zu beschäftigen.

Termin vereinbaren

Wenn Sie gerade gar keine Gelegenheit haben, ablenkende Übungen durchzuführen oder lieber schlafen möchten, vereinbaren Sie einen Termin mit Ihren Sorgen und Ängsten. Sagen Sie ihnen, dass es jetzt gerade nicht passt und bieten Sie einen Alternativtermin an. „Liebe Sorgen, ich merke, dass Ihr dringenden Gesprächsbedarf habt. Im Moment passt es leider nicht. Aber morgen früh nach dem Frühstück nehme ich mir für euch Zeit. Dann können wir alle Aspekte in Ruhe beleuchten." Wenn Sie dieser stillen Vereinbarung noch etwas Nachdruck verleihen möchten, tragen Sie die Verabredung in Ihren Terminkalender ein und wenden sich dann anderen Dingen zu. Natürlich sollten Sie das Versprechen einhalten und am nächsten Morgen in Ruhe alle Seiten der Sorgen und Grübeleien beleuchten.

Stadt-Land-Fluss-Technik

Für unser Gehirn ist es nicht möglich, sich in Grübeleien zu ergehen und sich gleichzeitig auf das Lösen von Aufgaben zu konzentrieren. Deshalb kann es hilfreich sein, dem Verstand etwas anderes zum Nachdenken anzubieten. Sicher kennen Sie das alte Spiel Stadt-Land-Fluss, bei dem in verschiedenen Kategorien Begriffe mit einem vorgegebenen Anfangsbuchstaben gefunden werden müssen. Dieses Spiel lässt sich auf vielerlei Art abwandeln und immer wieder neu erfinden, um den Geist zu beschäftigen und den grübelnden Gedanken etwas entgegenzusetzen. So können Sie sich beispielsweise neue Kategorien überlegen und diese gedanklich mit Begriffen füllen. Dazu benötigen Sie nicht einmal Zettel und Stift. Es reicht diese Übung in Gedanken zu machen. Alternativ können Sie sich ein festes Wort suchen, z. B. Ihren Wohnort, Ihren Namen, Ihren Beruf o.ä. und die Anfangsbuchstaben jeweils als Beginn für neue Begriffe festlegen. Ihrer Phantasie sind keine Grenzen

gesetzt. Diese Technik eignet sich auch wunderbar für Warte-
zeiten in Praxen und Krankenhäusern.

Hier ein Beispiel:

H (wie Heiterkeit): Humor, Handpuppenspiel, Hochzeit fei-
ern, …

A (wie atemberaubend): Abendrot, Amselgesang, Anblick der
Skyline, …

M (wie Mut): Mutprobe, Marathon laufen, Menschen vertrauen, …

B (wie Bedürfnisse): Beruhigung, behütet sein, Beliebtheit, …

U (wie urig): unter einer alten Eiche picknicken, uraltes Haus,
Urlaubshotel, …

R (wie richtig): reinen Wein einschenken, Rat annehmen,
Ruhe bewahren, …

G (wie Garten): Gerbera, Gemüse, Gladiolen, …

5-4-3-2-1 -Übung

Bei dieser Methode richten Sie nacheinander bewusst Ihre
Wahrnehmung auf verschiedene Bereiche. Diese Technik ist
sehr gut geeignet, um in schlaflosen Nächten schließlich doch
zur Ruhe zu kommen. Und so geht`s:

Lenken Sie zunächst Ihre Aufmerksamkeit auf das, was Sie gerade sehen und formulieren Sie in Gedanken den entsprechen-
den Satz. „Ich sehe…" Führen Sie dies fünf Mal hintereinander

durch. *(Beispiel: „Ich sehe das Fenster. – Ich sehe die Tür. – Ich sehe den Schrank. – Ich sehe die Lampe. – Ich sehe das Kissen.")* Eine besondere Schwierigkeit entsteht dann, wenn es dunkel ist oder es aus Ihrer Position gar nicht so viel zu sehen ist. Dann können Sie die vorige Beobachtung wiederholen, bis Sie auf fünf Wahrnehmungssätze kommen. *(Beispiel: „Ich sehe den Schatten des Schranks. - Ich sehe das Blinken des Feuermelders. - Ich sehe Licht unter dem Türspalt. – „Ich sehe Licht unter dem Türspalt. – Ich sehe Licht unter dem Türspalt.")*

Anschließend zählen Sie fünf Mal auf, was Sie gerade hören können. *(Beispiel: „Ich höre die Heizungsgeräusche. – Ich höre ein Auto auf der Straße- - Ich höre meinen eigenen Atem. – Ich höre ein Grundrauschen. – Ich höre eine entfernte Sirene.")*

Danach zählen Sie jeweils in fünf Punkten auf, was Sie gerade schmecken, was Sie gerade riechen und was Sie gerade auf der Haut spüren. *(Beispiel: „Ich schmecke die Zahnpasta. – Ich schmecke meinen Speichel. – Ich schmecke etwas Salziges. – Ich schmecke die Zahnpasta. – Ich schmecke meinen Speichel." Dann: „Ich rieche einen Hauch von Möbelpolitur. – Ich rieche die Sommerluft, die durch das geöffnete Fenster strömt. – Ich rieche mein Parfüm. – Ich rieche die Sommerblumen vor dem Fenster. – Ich rieche den Sommer." Spüren: „Ich spüre das kühle Laken unter mir. – Ich spüre die kühle Nachtluft, die durch das Fenster strömt. – Ich spüre das Kribbeln meiner Hände. – Ich spüre das Kribbeln meiner Hände. – Ich spüre die Zunge in meinem Mund.")*

Wenn Sie diesen Durchgang beendet haben, starten Sie wieder neu mit „ich sehe…", gefolgt von „ich höre…", „ich schmecke…", „ich rieche…" und „ich spüre…". In diesem Durchgang zählen Sie die einzelnen Wahrnehmungen jeweils vier Mal auf, beim darauffolgenden Durchgang jeweils drei Mal, danach zwei Mal und schließlich nur noch einmal.

In der Regel dürften Sie jetzt zumindest nicht mehr grübeln. Wahrscheinlich sind Sie sogar bereits eingeschlafen. Übrigens: Sollte Ihnen der eine oder andere Wahrnehmungsbereich besonders schwerfallen oder unangenehm sein und Stress bereiten, können Sie diesen auch einfach weglassen.

Rückwärts zählen

Zählen Sie von Hundert rückwärts in Siebener-Schritten. Wenn es dann immer noch nicht besser ist, zählen Sie doch einfach in Sechser-Schritten wieder hinauf. Seien Sie kreativ bei der Aufgabenstellung.

Kreative Techniken

Kreativität ist ein Weg zu Entlastung, Erfüllung und Ausdruck im Leben. Dies gilt in besonderem Maße, wenn Sie sich selbst kaum noch fühlen vor lauter Sorge um einen nahestehenden krebskranken Menschen. Falls Sie in Ihrem bisherigen Leben schon kreativ tätig waren und gerne basteln, gestalten oder handarbeiten, bzw. sich für Malerei, Schauspiel, Musik o.ä. interessieren, sind Sie gut beraten, gerade jetzt diesen Leidenschaften Raum zu geben. Aber auch, wenn Sie noch nie gemalt, musiziert oder geschrieben haben und sich möglicherweise für untalentiert halten, können kreative Techniken jetzt genau das richtige sein. Gehen Sie neugierig und ohne Erfolgsdruck vor. Hier finden Sie einige beispielhafte Anregungen.

Malen

Kaufen Sie sich ein Set schöner Stifte und ein Malbuch für Erwachsene oder ein Mandala-Malbuch. Solche Produkte finden Sie im Buchhandel oder in Fachgeschäften für Bastelzubehör. Es ist hilfreich, wenn Sie die Materialien so auswählen, dass Sie sie gerne anschauen und in der Hand halten. Vertrauen Sie dabei Ihrem Bauchgefühl. Schaffen Sie sich dann bei passender Gelegenheit Raum und Momente der Ruhe. Nun können Sie neugierig und ohne Erwartung an ein definiertes Ergebnis damit beginnen, mit Ihren ausgewählten Malwerkzeugen die schönen Vorlagen auszumalen. Möglicherweise werden Sie sich dabei albern vorkommen oder die gesamte Aktion für Zeitverschwendung halten. Dennoch werden Sie sehr wahrscheinlich ziemlich schnell staunend feststellen, dass diese simple Tätigkeit sehr entspannend ist und dass sich ein Gefühl von Zufriedenheit in Ihnen ausbreitet. Vielleicht verspüren Sie auch Lust, Ihre Stifte oder Farben einfach mal über ein weißes Blatt fliegen zu lassen, ohne dass etwas Konkretes dabei herauskommen muss. Wenn Sie dazu die Augen schließen, werden Sie möglicherweise nach dem Malvorgang erstaunt sein, was Ihre Seele da ganz unbewusst und unbeobachtet zu Papier oder auf die Leinwand gebracht hat. Probieren Sie verschiedene Vorgehensweisen aus, Es ist möglich, dass Sie dabei Zeit und Raum und Sorgen für eine Weile vergessen. Diesen Zustand bezeichnet man als Flow. Gratulation! Ein Flow ist eine sehr bereichernde, nährende und belebende Erfahrung.

Musik

Wenn Sie zu den glücklichen Menschen gehören, die ein Instrument spielen, erinnern Sie sich bitte spätestens jetzt daran. Sollten Sie vergessen haben, wie positiv das aktive Musizieren auf Ihre Lebensfreude und Ihr Nervensystem wirkt, ist jetzt ein guter Zeitpunkt, diese Erfahrung neu zu entdecken. Sollten Sie kein Instrument beherrschen und sich zudem in musikalischer Hinsicht für untalentiert halten, dann versuchen Sie es doch einfach einmal mit Trommeln. Um spielerisch mit rhythmischem Ausdruck zu experimentieren, genügt oft der Einsatz der Hände und Füße. Klopfen Sie auf eine Tischplatte, stampfen Sie mit den Füßen auf den Boden, klatschen Sie in die Hände oder auf die Oberschenkel. Probieren Sie dabei verschiedene Rhythmen aus. Seien Sie neugierig, wohin Sie dieses Experiment führt. Sie können diese Übung zu vorhandener Musik machen oder ganz frei. Vielleicht finden Sie in Ihrer Umgebung sogar Gegenstände, die sich einbeziehen lassen. Zwei Kochlöffel und ein Kochtopf werden schnell zu einem improvisierten Schlagzeug. Ebenso geeignet sind verschiedene Gläser und Löffel. Aber achten Sie darauf, dass nichts zu Bruch geht, wenn der Groove Sie packt. Wir alle haben außerdem ein ganz wunderbares Instrument immer bei uns: unsere Stimme. Auch wenn Sie sich in dieser Hinsicht als talentbefreit empfinden, nutzen Sie z.B. eine Autofahrt, um Ihrer Stimme einmal freie Entfaltung zu erlauben. Schmettern Sie aus voller Kehle Ihr Lieblingslied und genießen Sie das befreiende Gefühl. Wenn Ihnen das alles zu aktiv erscheint, legen Sie Ihre Lieblingsmusik auf und gönnen Sie sich eine Stunde des intensiven Zuhörens.

Wenn Sie Lust bekommen, der Kraftquelle Musik insgesamt wieder mehr Raum in Ihrem Leben zu geben, buchen Sie einen Trommelkurs, lernen Sie ein Instrument oder treten Sie einem Chor bei. Und erlauben Sie sich den Spaß daran.

Schreiben

Die Tätigkeit des kreativen Schreibens ist erwiesenermaßen eine beruhigende, erfüllende und auch entlastende Tätigkeit. Dies gilt in besonderem Maße, wenn Sie ganz klassisch mit der Hand schreiben. Manche Menschen führen ein Krebsbegleiter-Tagebuch, in dem sie alle Situationen, Entwicklungen und Emotionen im Verlauf der Begleitung einer Krebserkrankung festhalten. Dies dient einerseits der momentanen Entlastung und kann andererseits zu einem Protokoll der Höhen und Tiefen dieser Zeit werden. Schaffen Sie sich zu festgelegten Zeiten, vielleicht am Ende des Tages, einige freie Minuten, um festzuhalten, wie Sie sich fühlen und welche schweren und schönen Momente Sie heute bemerkenswert finden. Möglicherweise verfassen Sie auch gerne kleine Geschichten oder

Gedichte. Oder Sie arbeiten an einem größeren literarischen Projekt. All diese Tätigkeiten dienen der Selbstfürsorge und helfen dabei, in einen Flow zu kommen. Sie können das Schreiben auch bewusst als therapeutisches Instrument einsetzen. Dazu setzen Sie sich jeden Tag für einen festgelegten Zeitraum zum Schreiben an einen ruhigen, ungestörten Ort. Sie benötigen einen Stift und Papier, vielleicht in Form eines ansprechenden Notizbuchs. Setzen Sie zu Beginn einen Timer und halten Sie dann zehn Minuten ohne Unterbrechung handschriftlich fest, was Ihnen gerade durch den Kopf geht. Wichtig ist, dass Sie dabei nicht auf Interpunktion, Grammatik und Rechtschreibung achten und auch die Inhalte nicht bewerten und nachträglich korrigieren. Schreiben Sie einfach ohne Pause auf, was über Ihre Hand auf das Papier möchte. Bewerten Sie nichts. Sollte der Gedankenfluss stoppen, bevor die voreingestellte Zeit um ist, schreiben Sie einfach weiter, z.B. indem Sie schreiben *„mir fällt gerade nichts ein, mir fällt gerade nichts ein, mir fällt gerade…"* Sie werden überrascht sein, wie schnell wieder neue Worte auf das Papier fliegen. Wenn die Zeit abgelaufen ist, legen Sie das Geschriebene beiseite. Keinesfalls sollten Sie den Text jetzt korrigieren, verändern oder bewerten. Es spielt auch keine Rolle, wenn die Worte sich scheinbar völlig zusammenhanglos aneinandergefügt haben. In den meisten Fällen werden Sie dennoch überrascht sein, welche Wirkung diese Übung auf den Seelenfrieden hat. Denn durch diese Art des freien Schreibens können Sie eine erleichternde Distanz schaffen zu den Problemen und der Last des Alltags in dieser besonderen Lebenssituation. Sie können sich also manches buchstäblich von der Seele schreiben.

Meditation

Meditieren Sie regelmäßig? Prima, dann können Sie diesen Abschnitt getrost auslassen. Haben Sie schon einmal eine Meditation ausprobiert, aber es hat bei Ihnen „nicht funktioniert"? Dann haben Sie jetzt einen guten Anlass, es noch einmal neu zu versuchen. Es gibt nämlich nicht „die eine" Meditation. Vielleicht passte nur die Methode, die Herangehensweise oder der Zeitpunkt nicht. Es lohnt sich, einen neuen Anlauf zu nehmen. Haben Sie noch nie meditiert? Es ist nie zu spät, damit anzufangen.

Das Thema Meditation hat eigentlich mehr als einen kleinen Abschnitt verdient, es würde mit Leichtigkeit ein eigenes Buch füllen. Doch als selbstwirksame Sofortmaßnahme müssen Sie gar nicht so viel wissen. Meditation ist nicht die eine Technik, die man sich aneignet, um sie dann zu beherrschen. Vielmehr ist Meditation ein regelmäßiges Training, das zu einer inneren Haltung führt. Es kommt nicht darauf an, mit der einzelnen Meditationssitzung „erfolgreich" zu sein. Viel wichtiger ist die Regelmäßigkeit. Selbst Menschen mit jahrelanger Meditationspraxis haben dabei auch immer mal wieder mühsame Sitzungen, in denen es gar nicht leicht fällt, dabei zu bleiben. Doch darauf kommt es nicht an. Stattdessen liegt die Aufgabe darin, auch und gerade in schwierigen Momenten nicht aufzugeben. Akzeptieren Sie dann, dass das Meditieren gerade schwerfällt und holen Sie immer und immer wieder die abschweifende Aufmerksamkeit zurück.

Meditation hat viele Gesichter. Oft nutzt man die Atembeobachtung als Anker. Oder bestimmte Emotionen, wie beispielsweise Dankbarkeit, Liebe oder Freundlichkeit werden heraufbeschworen und verstärkt. Die Aufmerksamkeit kann aber auch eher auf körperlichen Aspekten liegen, zum Beispiel auf dem Umgang mit Schmerzen. Nicht jeder Ansatz ist in jeder Situation gleichermaßen passend.

Heutzutage ist es leichter denn je, Meditationen auszuprobieren. Es braucht keinen Meditationslehrer, der Sie in die Geheimnisse einführt. Meist reicht schon eine kleine App und Sie können damit selbst entscheiden, wann und wie Sie Ihre Meditationserfahrungen machen möchten. Die meisten Programme bieten eine Vielfalt unterschiedlicher Herangehensweisen zum Ausprobieren. Es ist nicht sinnvoll, an dieser Stelle auf bestimmte App-Anbieter zu verweisen. Machen Sie lieber Ihre eigenen Erfahrungen. Wenn eine App Ihnen zunächst nicht gefällt, probieren Sie es zu einem anderen Zeitpunkt noch einmal. Oder geben Sie einem anderen Programm eine Chance. Kommen Sie bitte nicht vorschnell zu dem Schluss, dass Meditation eben nichts für Sie sei. Es lohnt sich dranzubleiben!

Wenn es Ihnen im ersten Schritt gelingt, sich jeden Tag zehn bis fünfzehn Minuten in Ruhe zurückzuziehen und Meditation zu üben, haben Sie ein heilsames Ritual etabliert. Auch wenn Sie dabei an manchen Tagen gar nicht erst zur Ruhe kommen, empfiehlt es sich, trotzdem an Ihrem gewählten Meditationsort zu verweilen, bis die Zeit abgelaufen ist. Ein bisschen Disziplin ist ganz hilfreich. So gewöhnen Sie sich gleich an, nicht beim kleinsten Anlass eine Ausnahme zu machen oder abzubrechen.

Falls Sie es ohne App probieren wollen, finden Sie im folgenden Beispiel einen Text, anhand dessen Sie eine kleine Meditationseinheit ausprobieren können.

Beispielmeditation

Nimm eine bequeme Sitzposition ein. Die nächsten Minuten gehören dir ganz allein. Das Schließen der Augen kann die Übung unterstützen. Wenn dir das unangenehm ist, kannst du sie auch geöffnet lassen. Richte deinen Blick dann auf den Boden vor dir. Schaue defokussiert ins Leere. Atme einige Male bewusst ein und aus. Beobachte dabei, ob der Atem ruhig oder unregelmäßig, tief oder flach ist. Es gibt kein Falsch oder Richtig. Einfach nur beobachten. Mit jeder Einatmung richtest du dich etwas mehr auf und mit jeder Ausatmung löst du die Muskeln in deinem Körper, so gut es in diesem Moment geht.

Nimm nun einmal bewusst wahr, was bei der Einatmung geschieht. An welcher Stelle kannst du den Atem am leichtesten wahrnehmen? Vielleicht am Nasenflügel, der sich etwas aufbläht und wo ein kühler Lufthauch zu spüren ist? Oder am Brustkorb, der sich mit der Einatmung weitet und bei der Ausatmung wieder zusammenzieht? Oder vielleicht am Bauch, der sich beim Einatmen vorwölbt und mit der Ausatmung wieder erschlafft? Spüre einmal bewusst in all diese Regionen hinein.

Entscheide dann, an welcher Stelle du den Atem in diesem Moment am besten wahrnehmen kannst und bleibe mit deiner Aufmerksamkeit an diesem Punkt. Atme weiter ein und aus und beobachte einfach nur, was geschieht. Vielleicht verändert sich die Qualität deines Atems, vielleicht wird er tiefer, langsamer oder schneller. Du brauchst weiter nichts zu tun, als einfach zu beobachten was geschieht, ohne aktiv Einfluss zu nehmen.

Wenn du die Aufmerksamkeit unterstützen möchtest, kannst du zusätzlich bei jedem Einatmen denken *„ein"* und beim

Ausatmen denkst du *„aus"*. Es ist gut möglich, dass deine Gedanken abschweifen. Das ist ganz normal. Sobald du dies bemerkst, kehrst du einfach freundlich und ohne Bewertung mit deiner Aufmerksamkeit zu deinem Atem-Beobachtungsposten zurück. Gedanken entstehen immer wieder neu. Sie sind endlos und werden wohl nie zu Ende gedacht sein. Wann immer du bemerkst, dass du ihnen wieder folgst, bringst du deine Aufmerksamkeit freundlich und wohlwollend zu deiner Atmung zurück. Immer und immer wieder.

Bevor du dann zu deiner normalen Aktivität zurückkehrst, bewege einmal bewusst die Hände und Füße. Öffne sanft die Augen. Schenke dir selbst ein Lächeln. Orientiere dich im Raum und gehe zurück in den Alltag.

Positive Impulse

In herausfordernden Zeiten kann es ganz leicht passieren, dass plötzlich alles negativ erscheint. Unsere Gedanken, Gefühle, die äußeren Umstände, die Sorgen, unsere Ohnmacht angesichts des Schicksals. Wenn Sie nirgendwo ein Licht am Ende des Tunnels erblicken können, helfen vielleicht Impulse aus der Positiven Psychologie.

Die Positive Psychologie wurde zuerst in den USA beschrieben. Der Psychologe Abraham Maslow prägte den Begriff bereits in den 1950er Jahren. Seit den späten 1990ern vertieften Martin Seligman und seine Kollegen den Ansatz und verfolgten in ihren Arbeiten einen Gegenentwurf zum sonst eher defizitbetonten Blick durch die psychologische Brille. Stattdessen richtet die Positive Psychologie den Fokus auf die im Menschen wohnenden Ressourcen. Die Ergebnisse vieler Studien lassen sich leicht auf das alltägliche Leben übertragen und in konkrete einfache Maßnahmen umwandeln. Das Ziel der hier beispielhaft genannten Herangehensweise ist es, die eigenen Stärken und Fähigkeiten zu kultivieren und negativen Aspekten die Stirn zu bieten. Probieren Sie es doch einfach mal aus.

Auf den neuen Tag einschwingen

Machen Sie es sich vor Tagesbeginn zur Gewohnheit, sich einige Minuten lang damit zu beschäftigen, was Sie erwartet und was Sie sich wünschen. Stellen Sie sich dazu kurze Fragen: *„Wie will ich heute sein?" „Welche Seite von mir möchte ich heute besonders leben?" „Worauf freue ich mich heute?" „Was will ich mir* *heute gönnen?"* Achten Sie sorgfältig auf die in Ihnen auftauchenden Antworten. Schenken Sie diesen ein Lächeln und starten Sie solchermaßen aufgeladen in den Tag.

Vielleicht möchten Sie heute humorvoll sein und vor allem Ihre Fröhlichkeit leben. Vielleicht freuen Sie sich besonders auf den Besuch einer nahen Verwandten. Und möglicherweise möchten Sie sich heute einfach einen Tag ohne Hausarbeit gönnen.

Den Tag beschließen

Finden Sie ein Ritual, mit dem Sie jeden Tag beenden. Halten Sie Rückschau. Beleuchten Sie in Gedanken noch einmal ganz kurz die schönen Momente, Begegnungen und Ereignisse der vergangenen Stunden. Auch an schweren Tagen ist nicht alles nur schlecht. Trainieren Sie täglich, Ihr Augenmerk noch einmal auf die guten Momente zu richten, wenn der Tag endet. Wenn sehr belastende Dinge geschehen sind, ist es umso wichtiger auch wahrzunehmen, dass die Sonne geschienen hat, das Gespräch mit einer Freundin hilfreich war, das Lächeln eines Fremden im Aufzug gutgetan hat…

Positive Emotionen kultivieren

Indem Sie sich bewusst und intensiv mit einzelnen positiv wirkenden Gefühlen beschäftigen, geben Sie sich die Chance, diesen Emotionen und Haltungen wieder Raum in Ihnen und Ihrem Leben zu geben. So können Sie sich fragen, wie Sie eine bestimmte Eigenschaft beschreiben würden. *Beispiel Liebe: Was ist Liebe für mich? Wie fühlt sich Liebe an? Wo im Körper ist sie wahrnehmbar? Wann habe ich das letzte Mal Liebe gespürt?* Definieren Sie ausführlich, was Liebe für Sie persönlich bedeutet. Mit dieser Art der gedanklichen Beschäftigung öffnen Sie wieder Ihr Herz für die Liebe und werden viel leichter den Fokus darauf richten. Gleiche gedankliche Beleuchtung funktioniert auch bei anderen Emotionen oder inneren Haltungen, wie z.B. Dankbarkeit, Demut, Freude, Zuversicht...

Danke – von Herzen

Ich bedanke mich bei allen wunderbaren Menschen, die mir ihre Geschichten anvertraut haben und die ich auf einer Teilstrecke ihres Weges durch ein emotionales Tal begleiten durfte. Ich danke den tapferen Patientinnen und Patienten. Ich danke den starken und liebenden Angehörigen. Sie alle haben mich sehr beeindruckt.

Ich danke meiner Familie, die schon einige Krebserkrankungen durchleiden musste, für die Liebe und den unerschütterlichen Zusammenhalt, der uns immer wieder durch gute und schwere Zeiten trägt.

Ein herzlicher Dank gilt auch meinen Kursteilnehmern und Kolleginnen, die sich mit großer Begeisterung in das Feld der Psychoonkologie einarbeiten, um dann ihrerseits mit der angemessenen inneren Haltung und viel Engagement für betroffene Menschen einen Unterschied zu machen.

Christine Baeyer, im März 2023

Über die Autorin – Christine Baeyer

Christine Baeyer ist Psychoonkologin und berät und begleitet seit zwei Jahrzehnten Krebspatientinnen und Krebspatienten. Sie kennt die Höhen und Tiefen auf dem Weg durch diese Erkrankung. Seit vielen Jahren gilt ihre besondere Aufmerksamkeit immer auch den Angehörigen der erkrankten Menschen. Mit großem Respekt beobachtet sie dabei, wie stark die Menschen an der Seite der Krebskranken sind und sein müssen und wie wenig Anerkennung sie leider oft dafür bekommen.

Neben ihrer Praxistätigkeit setzt sich Christine Baeyer seit Jahren für eine flächendeckende empathische und zugewandte Begleitung von Erkrankten und deren Angehörigen ein. Als Dozentin bereitet sie darum auch Menschen, die sich für dieses Berufsfeld interessieren, auf eine Arbeit in der Psychoonkologie vor.

Die Autorin wohnt in Hamburg und betreibt eine psychologische Privatpraxis im niedersächsischen Jesteburg.